Ich habe einen Penisdoktor geheiratet, der auch Frauen heilt

Madeline Zech Ruiz

Dieses Buch ist ein Muss für jeden, der im Besitz eines Penis oder einer Vagina und aller damit einhergehenden Funktionen ist. Die Autorin hat großartige Arbeit geleistet, indem sie urologische Probleme und Lösungen in eine für jeden Laien verständliche Sprache übersetzt hat. Dieses Buch ist gut verständlich und unterhaltsam, liefert aber dennoch solide Informationen, die sicher helfen werden.

> Henry E. Ruiz, Arzt im Ärzteverband
> Vorsitzender, Abteilung für Urologie, Doctors Hospital at Renaissance
> Direktor, Institut für Urologie, Renaissance
> Klinischer Dozent für Chirurgie, Medizinische Fakultät an der
> Universität von Texas Rio Grande Valley

ICH HABE EINEN PENISDOKTOR GEHEIRATET, DER AUCH FRAUEN HEILT

MADELINE ZECH RUIZ

Copyright © 2020 by Madeline Zech Ruiz

ISBN 978-1-7342966-4-8

Das eBook ist überall dort verfügbar, wo digitale Bücher erworben werden können.

Alle Rechte vorbehalten. Kein Abschnitt dieses Buches darf ohne vorherige schriftliche Genehmigung des Autors reproduziert, in einem Datenbanksystem gespeichert oder in irgendeiner Form oder mit irgendwelchen Mitteln, egal ob elektronisch, mechanisch, fotokopiert, aufgezeichnet, gescannt o. Ä., weitergegeben werden. Die Ausnahme gilt bei kurzen Zitaten in kritischen Rezensionen oder Artikeln.

Übersetzung: Natalija Kovalenko natalija.nk.kovalenko@gmail.com

Coverdesign: Aleksandar Petrovic vajsman@gmail.com

Grafik Design: Goran Skakic, www.tamigo.co

Kontrollnummer der Kongressbibliothek: 2020902782

Gedruckt in den Vereinigten Staaten von Amerika

Autor (englische Ausgabe): Madeline Zech Ruiz, madrzech@gmail.com
Das Buch wurde in Englisch veröffentlicht und in 13 Sprachen übersetzt
Liste der Übersetzer

Version	Übersetzer/Redakteur	E-mail
Übersetzung ins Deutsche Übersetzung ins Französische Übersetzung ins Russische	Natalija Kovalenko	natalija.nk.kovalenko@gmail.com
Übersetzung ins Italienische	Stefano Lumine	stefanolumine.music@gmail.com
Übersetzung ins Arabische	Doaa Qudaih	duaa.qu@gmail.com
Übersetzung ins Indische	Shivanshi Srivastava	ss4cca@gmail.com
Übersetzung ins Malaiische	Nelson Dino	nelson.s.dino@gmail.com
Übersetzung ins Chinesische	Quade Thomason	qrthomason@outlook.com
Übersetzung ins Japanische	Wai Mun Koong	jess.somi850@gmail.com
Übersetzung ins Spanische	Camilla Lucchetti	camilla.lucchetti@gmail.com
Übersetzung ins Portugiesische	Angelica Alfonso	xangeliquex@hotmail.com
Übersetzung ins Koreanische	Ji In Yu	yujiin27@gmail.com

VORWORT

Die Zahlen sind vernichtend, und niemand will darüber reden. Mehr als die Hälfte der Männer dieses Landes sind irgendwann in ihrem Leben von einer erektilen Dysfunktion betroffen. Zu viele von ihnen werden mit Prostatakrebs diagnostiziert oder haben Probleme beim Wasserlassen.

Frauen stehen ihnen mit ihren hartnäckigen Problemen, sexuell erregt zu werden, einen Orgasmus zu bekommen, oder dem Umgang mit Schmerzen beim Sex, in nichts nach. Wirft man das Ganze in einen Topf, erhält man Lustlosigkeit.

Kommt dann noch eine defekte „Sanitäreinrichtung" wie Inkontinenz bei beiden Geschlechtern hinzu, dann verspürt man erst recht das Bedürfnis, gleichzeitig lachen und weinen zu müssen. Allerdings würde ich davon abraten, da man sonst noch ausläuft!

Obwohl es da nichts zum Lachen gibt, wird das Gespräch über Urologie das unterhaltsamste sein, was man mit seinen engsten Freunden je geführt hat. Nimmt man dieses Buch hinzu, sind Lacher vorprogrammiert, während man gleichzeitig die Antworten darauf erhält, was da unten vor sich geht. Finde die Antworten darauf, wie man seine Sanitäreinrichtung wieder in Gang bringt und seine Lebensqualität zurückgewinnt.

Unabhängig von der eigenen sexuellen Orientierung konzentriert sich dieses Buch auf die Funktion von Penen und Vaginen und wie diese die Lebensqualität beeinflussen können.

Am Ende sind wir uns alle durch unsere Sanitäreinrichtungen und alles, was damit einhergeht, ähnlich. Es gehört zum gesunden Menschenverstand, dass man die Wahrheit über die menschliche Sanitäreinrichtung kennt. Die Urologie ist eine grundlegende

Mahnung, dass man stets bemüht sein sollte, zu allen Menschen freundlich zu sein, egal wie unterschiedlich man zu sein glaubt. Urologische Probleme sind Regler der menschlichen Rasse.

Seit fast 20 Jahren ist die Autorin mit ihrem Ehemann, Arzt für rekonstruktive Urologie, dem „Penisdoktor", verheiratet. Er hat eine der meistbesuchten Arztpraxen der Stadt. Für sie war es also ein Klacks, eine Liste der 10 häufigsten urologischen Probleme bei Männern und Frauen aufzustellen.

Als Ehefrau des Penisdoktors übersetzt die Autorin auf einfühlsame und humorvolle Weise medizinisch-urologische Situationen.

Dieses Buch ist einfühlsam genug für jeden Mann zum Lesen, lustig genug für jede Frau zum Genießen und lehrreich genug, um jedem Bekannten ein Exemplar zu schenken. Die Ehefrau des Penisdoktors gibt einem die notwendige Sicherheit und Akzeptanz, über alle urologischen Dinge sprechen zu können und ermutigt einen, seine Sanitäreinrichtung in die Arme zu schließen.

ÜBER DIE AUTORIN
Madeline Zech Ruiz
madrzech@gmail.com

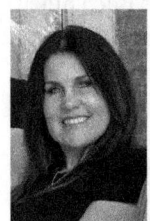

Madeline Zech Ruiz hat ein MBA und arbeitete in einem amerikanischen Konzern, bevor sie ihren Mann kennenlernte. Sie ist Mutter von zwei Kindern und kümmert sich um ihre alternden Eltern. Sie ist die Ehefrau des Penisdoktors und lebt bereits seit 20 Jahren zusammen mit ihrem Ehemann für rekonstruktive Urologie in der Welt der Blase, Gebärmutter, Penis und Vagina in Südtexas. Derzeit managt sie alle geheimen urologischen Anfragen von Personen, die mutig genug sind, den Penisdoktor um Hilfe zu bitten, und sie genießt es, ihrer Gemeinde behilflich sein zu können. Sie wurde in Seattle, Washington geboren und wuchs in Olympia, Washington auf.

INHALTSVERZEICHNIS

1. Wie konnte mir das passieren?
Lass uns die Reise antreten, um dein Herz und deinen Verstand zu öffnen 1

2. Urologisches Vorspiel
Teilen heißt vertrauen 7

3. Vom Militär in eine amerikanische Kleinstadt
Das Unbekannte wurde noch nicht entdeckt 15

4. Penisleidenschaft und Vaginasteuerung
Leidenschaft kennt keine Grenzen 19

5. Druck der Gesellschaft auf den Penis
Akzeptanz kommt von innen 25

6. Meine impotente Ehe
Liebe genug, um loszulassen 29

7. Wo zum Teufel ist meine tolle Latte?
Neugierige Wesen finden Antworten 35

8. Penisprothese – Ja, es gibt sie wirklich und sie funktioniert!
Möglichkeiten öffnen den Geist 41

9. Diabetes und erektile Dysfunktion
Fühle dich gut und befreit 57

10. Ist es kalt draußen oder schrumpfen sie tatsächlich?
Illusionen sind nur im Kopf..61

11. Die Prostata, auch bekannt als „Der Trickbetrüger"
Stärke ist eine untertriebene Tugend..69

12. Die drei gängigen Arten von Prostatakrebs, um es einfach zu halten
Versuchen zu verstehen ist bereits ein Anfang............................73

13. Ohne Mist, Männer laufen auch aus?
Der Realität ins Auge sehen..81

14. Penisstrecker. Er funktioniert!
Tu dein Bestes und bleib standhaft..87

15. Meine Damen, Sie sind dran
Der Penisdoktor ist spezialisiert auf die weibliche Beckenbodenrekonstruktion..93

16. Undichtheit: Vom Tropf Tropf zum Nil
Gebe nicht auf, nur weil es anstrengend wird.............................97

17. Beckenbodensenkung und du willst immer noch Sex haben?
Herausforderungen sind Gründe, um es weiter zu versuchen..101

18. Lustlosigkeit – Wo zum Teufel ist mein Wein?
Mut zum Ausprobieren..113

19. Hautcremeunternehmen – Befeuchte sie!
Schwing den Zauberstab da unten...123

20. Sextipps für deine neue Sanitäreinrichtung
Das Unbekannte erhellt die Seele, wenn die Angst besiegt ist.....137

21. Suche einen Urologen oder Urogynäkologen auf.................141

INHALTSVERZEICHNIS

22. Beckenbodentherapie – Nein, nicht diese Art
Lernen ist ein Geschenk wie kein anderes 143

23. Millennials nicht - Generation Warum Muss Ich Die Ganze Zeit Aufs Klo?
Aus der Vergangenheit für die Zukunft lernen 155

24. Vasektomien und das Überraschungskind
Es erfordert Stärke, um seine Grenzen zu kennen 161

25. Nierensteine sind rücksichtslos
Nur die Mutigen bitten um Hilfe 169

26. Der Penisdoktor wird zum Patienten
Die Realität ist manchmal notwendig 177

27. Globetrotten – Blasensouvenir
Intime Wahrheiten sind ein Segen für andere 185

28. Sex mit dem Penisdoktor
Lieben ist der tiefste Wunsch der Seele 191

Schlussworte
Offene Türen lassen deine Seele aufsteigen 193

Danksagungen 195

Quellenverzeichnis 197

1

WIE KONNTE MIR DAS PASSIEREN?

Lass uns die Reise antreten, um dein Herz und deinen Verstand zu öffnen

Hier ist mein typischer Alltag:
- Untersuchung der erektilen Dysfunktion in Gang 6 neben dem Vollkornbrot.
- Undichte Vagina nach einer Frage zum Orgasmus auf dem Parkplatz der High School.
- Offensichtliche Prostatabeschwerden auf dem mittleren Sitz, Reihe 8, gefolgt von einem einstündigen Gespräch über all die Harnbeschwerden, unter denen er seit zwei Jahren leidet.

Und ich liebe das alles! Wer hätte gedacht, dass ich mich für all die Dinge, die mit Penis und Vagina zu tun haben, begeistern könnte, ohne bei der bloßen Erwähnung dieser Worte zu erröten oder ins Schwitzen zu kommen? Es fasziniert mich, dass völlig fremde Menschen auf irgendeine Weise herausfinden, dass ich mit einem Penisdoktor verheiratet bin und mich bei ihren intimsten Problemen um Hilfe bitten. Ich bin mir nicht sicher, warum Menschen verschiedenen Ranges, und manchmal auch vollkommen Fremde, den Mut besitzen, mir ihre persönlichsten urologischen Probleme anzuvertrauen. Vielleicht liegt es daran, dass ich ihnen ein Lächeln auf den Lippen zaubern kann und schnell ins Gespräch komme? Durch mein freundliches, hilfsbereites Wesen habe ich die wunderbarsten Erfahrungen mit Menschen auf der ganzen Welt gemacht. Sich zu vernetzen und Nächstenliebe zu zeigen ist ungelogen der beste Teil meines Lebens.

In meiner Kleinstadt werde ich sowohl von ehemaligen als auch von aktuellen Patienten meines Mannes erkannt. Um euch ein Beispiel zu geben, wie es abläuft, werde ich euch erzählen, was passiert, wenn ich nichtsahnend auf meinen Kaffee in der Schlange bei Starbucks warte. Während ich wie alle anderen in der Schlange stehe und mich nach dem ersten Heißgetränk des Tages sehne, bin ich gelangweilt, starre Löcher in die Luft und tippe auf meinem Smartphone rum. Als ich aus dem Fenster schaue, sehe ich einen mir bekannten Lastwagen auf den Parkplatz einfahren. Als der Herr aus seinem Auto aussteigt, weiß ich genau, wer er ist und erinnere mich, dass er mir seine schwierige urologische Situation in derselben Schlange bei Starbucks anvertraut hatte. Sofort fange ich an zu beten, dass er nicht direkt auf mich zukommt und stehen bleibt, um mir eine weitere Penisfrage zu stellen, die er von meinem Mann beantwortet haben möchte.

Ich drehe mich schnell um, sodass er mich nicht erkennen kann, und wie ich es tue, laufe ich geradewegs in die Dame von der Bäckerei des örtlichen Lebensmittelgeschäfts hinein, die erfreut ist, mich zu sehen. Mir wurde erst dann bewusst, wie panisch ich war, als ich es gerade noch so schaffte, ein gezwungenes Lächeln aufzusetzen, um sie nicht zu vergraulen, während sie auf mich zukommt. Sie macht es sich immer zur Aufgabe, mich im Supermarkt aufzusuchen, um Hallo zu sagen, mich zu umarmen, als ob ich ihre Lieblingstochter wäre, und mir zu sagen, wie sehr sie meinen Mann und seine Hilfsbereitschaft schätzt. Vor kurzem sagte sie mir, dass sie einen Termin bei meinem Mann ausgemacht hat, um ihre Beckenbodenbeschwerden beheben zu lassen. Heute passierte es von in der Schlange ausgerechnet Starbucks.

WIE KONNTE MIR DAS PASSIEREN?

Die Bäckerin steht immer noch in der Schlange für den Kaffe an und erzählt mir, dass sie zu all ihren Terminen bei meinem Mann war und hofft, dass er die Beckenbodenbeschwerden, die sie seit Jahren plagen, beheben kann.

Ich muss zugeben, dass ich Menschen wirklich liebe. Es war immer das Penis- und Vaginalthema dieser Begegnungen, das mich ins Schwitzen brachte und mich zwang, mit meiner Bescheidenheit umzugehen. Ich habe verstanden, dass dies einfach eins meiner Mankos ist. Ich bin keine Ärztin, sondern eine Frau, die sich um Kinder, Eltern und einen anspruchsvollen Ehemann kümmert, der nie zu Hause ist, weil er die Fähigkeit besitzt, alles zu reparieren, was mit jedermanns „Sanitäreinrichtung" zu tun. Das ist keine leichte Kost. Es kann hart sein, wenn jeder in der Schlange bei Starbucks mithören kann, sodass sie das nächste Mal, wenn sie mich sehen, auch auf mich zukommen, um mir über ihre urologischen Probleme zu erzählen, in der Hoffnung, Hilfe für sich selbst oder einen geliebten Menschen zu finden.

Nach so vielen Jahren und so vielen verschiedenen Anfragen gehe ich in mich hinein und denke darüber nach, wie viel Pipi auf dem Planeten eigentlich fließt. Die Anzahl an Menschen, die mich wie eine infrarotgelenkte Rakete aufsuchen, um Zugang zu dem Mann zu bekommen, der ihre Pinkelprobleme beheben kann, hat mich dazu motiviert, aufzustehen und der Welt zuzurufen, dass es Hilfe für Probleme mit der Sanitäreinrichtung gibt.

Hätte mir vor 20 Jahren jemand gesagt, dass ich mein Leben als Ehefrau an der Seite eines Arztes verbringen werde, hätte ich mich auf der Stelle aus dem Staub gemacht. Ich stecke jetzt bis zum Hals in einem Kleinstadtleben, wo es schwer ist, seine Privatsphäre zu schützen, und jeder irgendwie weiß, dass mein Mann ein rekonstruktiver Urologe ist, der sich um Penen und Vaginen kümmert. Ich bin durch die Ehe mit einem Arzt in den Urologie-Sog geraten. Was mich am meisten überrascht hat, ist, dass ich nichts über Urologie weiß, aber einige großartige

Geschichten gehört habe, die mich in irgendeiner Weise berührt oder mich zum Lachen gebracht haben.

Durch all die menschlichen Interaktionen und Erzählungen aus der Urologie erinnere ich mich immer daran, wie wichtig es ist, freundlich und empathisch zu sein. Dadurch habe ich viel über Urologie gelernt. Trotzdem lache ich mir insgeheim immer noch den Arsch ab und stelle dem Penisdoktor dumme Fragen zu allem, was mit Urologie zu tun hat. Er versichert mir, dass es keine dummen Fragen gibt, wenn es darum geht, meine eigene „Sanitäreinrichtung" zu verstehen. Oder seine.

All diese Erkenntnisse haben mich davon überzeugt, dass ich vielleicht genau wie jede andere Person bin, die sich mir mit Vorsicht nähert, weil es kein Thema ist, über das man normalerweise spricht. Ich kann mich aber mit ihnen und ihrem möglichen Stress über eine urologische Erkrankung identifizieren. Durch diesen verzwickten Weg aus Freundlichkeit und Urin habe ich gelernt, dass mir das Thema wirklich am Herzen liegt, und ich liebe es, Menschen verschiedenen Ranges auf diese Weise zu helfen, egal ob es um das Thema Pinkeln geht oder nicht.

Warum also öffne ich mich Fremden gegenüber und beantworte ihre Anfragen auf eine einfühlsame und freundliche Art und Weise? Weil ich gekommen bin, um etwas Besonderes über mich selbst zu lernen. Ich habe eine tiefgründige und liebevolle Seele, und ich lerne, dass es in Ordnung ist, auch darüber zu sprechen.

Die Selbstfindungsreise, auf der ich mich durch meine zufälligen freundlichen Gesten gegenüber anderen gefunden habe, ist tatsächlich eine Geschichte über meine Hilfsbereitschaft und den Wunsch, Menschen zu heilen und die Welt nach und nach zu einem besseren Ort zu machen. Ich kümmere mich um sie und möchte, dass sie wissen, dass sie wichtig sind. Das mache ich jedes Mal, wenn mich jemand um Hilfe bei einem urologischen Problem bittet. Ich nehme mir Zeit, wo immer ich auch bin und was immer ich auch tue, um anzuhalten und zuzuhören.

Es kommt nicht oft vor, weil ich die meiste Zeit versuche, mich um meine Familie zu kümmern. Ich verstehe jedoch, dass es enormen Mut erfordert, mit solch intimen Informationen zu mir zu kommen und um Hilfe zu bitten.

Vielleicht sind offene Gespräche über die Urologie ein Bereich, in dem ich helfen kann, etwas zu bewegen und intime Beziehungen zu heilen. Wenn eine enge Beziehung angespannt ist, kann dies zu Stress und Isolation führen. Urologische Probleme können unglaublich isolierend sein, weil es nicht einfach ist, über sein Pipi, seinen Penis oder seine Vagina zu sprechen. Allein diese drei Worte können verheerend sein.

Ohne ein Medizinstudium zu absolvieren, wurde ich in die Lage versetzt, das Leben der Menschen positiv zu beeinflussen, indem ich einfach nur ein Wegweiser mit einem freundlichen Lächeln und einem warmen Herz geworden bin. Ich habe viel aus den urologischen Problemen anderer Menschen gelernt, während ich versuche, sie mit dem wahren Heiler, dem Penisdoktor, in Verbindung zu setzen. Ich bin dankbar für die Möglichkeit, dass ich durch mein freundliches Wesen die Welt, einen Penis oder eine Vagina nach und nach zu einem besseren Ort machen kann.

So, genug über mich erzählt. Machen wir mit ein paar urologischen Geschichten und den für Männer und Frauen verfügbaren Lösungen, die das Leben verbessern können, weiter. Wir werden uns gut amüsieren, während wir die Wahrheit über unsere eigene „Sanitäreinrichtung" erfahren, was passiert, wenn sie defekt ist, und was man dagegen tun kann.

2

UROLOGISCHES VORSPIEL

Teilen heißt vertrauen

Das Thema urologische Probleme könnte für mich nicht unangenehmer sein. Ich bin sicher, dass es den meisten auch so geht, die nicht im medizinischen Bereich tätig sind. Lass mich dieses ganze Buch mit der Tatsache einleiten, dass ich keine Ärztin bin und auch nicht behaupte, medizinisches Wissen über die Themen zu haben, die ich so mutig in Laiensprache formuliere, damit wir alle besser verstehen können, was diese Ärzte bereits wissen.

Du fragst dich vielleicht, warum ich dieses Enthüllungsbuch schreibe. Das liegt daran, dass ich in den letzten 20 Jahren von Hunderten von Menschen gebeten wurde, der urologische Mediator zwischen ihnen, dem Normalsterblichen und meinem Mann zu sein. Zuerst war es so, als ob ein Blinder einen Blinden führte, und wir suchten nach dem Arzt und seinem Wissen. Hunderte Menschen, die später zu Patienten meines Mannes wurden, deren Ehepartner oder völlig fremde Personen sind auf mich zugekommen, um einen Termin bei meinem Mann zu bekommen oder um Antworten auf eine Reihe von Fragen zur Urologie zu finden.

Es ist komisch, wenn sie mit mir reden, als wäre ich der Arzt. Ich bin vielen Leuten begegnet, die mir Dinge erzählen, die ich nie hören wollte. Und es gibt keinen Weg, sie jemals aus meiner Erinnerung zu löschen. Ich hatte keinen blassen Schimmer, dass der menschliche Körper so viele Probleme hat. Aber ich bin keine Ärztin. Ich bin einfach ein Außenseiter, der zufällig einen Ehrenplatz neben meinem Penisdoktor-Ehemann bekommen hat. Durch diese ungewöhnliche Konstellation habe ich in jeder Situation und an jedem Austragungsort eine Sonderstellung erlangt.

Das Leben mit dem Penisdoktor war ein wilder Ritt, da ich zum Vermittler bzw. zur „Hintertür" für seine Dienste geworden bin. Es ist, als ob ich in eine geheime Gesellschaft für magische Behandlungen aufgenommen wurde, während ich in unserer Kleinstadt fast schon Berühmtheit erlangte, weil mein Mann medizinische Geschenke an unsere Gemeinde verteilte. Ich habe mir diese Rolle in der Partnerschaft nicht ausgesucht. Dieses neue Abenteuer in die Welt der Urologie und dass jeder Einzelne früher oder später damit in Berührung kommt, brachte mich auf den Boden der Tatsachen zurück und inspirierte mich, anderen zu helfen.

Aber am Anfang hatte ich wirklich keinen blassen Schimmer, was mein Mann als Arzt machte, weil ich selbst noch nie bei einem Urologen war. Manche Dinge lernt man erst, wenn man das Wissen tatsächlich benötigt. Besonders bei sehr persönlichen oder peinlichen Themen wie Urologie.

Unmittelbar nachdem wir in die Stadt gezogen sind, weg hatten wir bei den Gemeindemitgliedern den Ruf als die Familie des neuen Urologen verpasst. So kam es dazu, dass mein Ehemann die einzige Person in einem Umkreis von etwa 400 Meilen war, der individuelle Gesundheitsleistungen in der Urologie erbringen konnte. Unser Bekanntenkreis wuchs schnell, gefolgt von Anfragen zu allen erdenklichen urologischen Problemen. Das war der Zeitpunkt, an dem meine eigentliche Ausbildung begann.

In den ersten zehn Jahren unserer Ehe war ich absolut verblüfft darüber, woher die Leute wussten, wer ich oder wer mein Mann war. Sie waren mir völlig fremd, und ich hatte nie mit ihnen gesprochen geschweige denn mich persönlich mit ihnen getroffen. Offenbar reden und schauen die Leute, und zeigen auf einen heimlich mit dem Finger. Ich schätze, das ist das einzige Mal, wo es völlig okay ist. Für mich war es eine ganz andere Erfahrung, denn die Menschen waren unglaublich freundlich und liebenswürdig, wenn sie sich mir näherten.

Hier ist ein perfektes Beispiel dafür, was unzählige Male passiert ist. Während an meinem Auto ein Ölwechsel stattfindet, denke ich mir, dass es eine gute Idee ist, in den Verkaufssalon zu gehen und den Autoverkäufer zu begrüßen. Nennen wir ihn John, um seine Privatsphäre zu schützen. John teilte mir mit, dass er in der Vergangenheit Patient meines Mannes gewesen sei und dass es endlich bei ihm Klick gemacht hat, dass ich mit seinem Arzt verheiratet war.

John war ein stolzer, 60-jähriger Latino, dessen Professionalität und Höflichkeit immer geschätzt wurde. Er hat sich besonders darüber gefreut, mich an diesem Tag zu sehen, und ich war wie immer glücklich, ihn zu sehen. Er war sehr redebedürftig und bot mir Kaffee, Wasser und sogar Donuts an. Obwohl ich John sagte, dass mein Auto einen schnellen Ölwechsel bekommt und dass es bereits fertig ist und draußen auf mich wartet, erzählte er fröhlich weiter. Man muss bedenken, dass John ein älterer Latino ist, und im Allgemeinen sind sie unglaublich zurückhaltend, was persönliche Angelegenheiten wie Urologie angeht. Die Tatsache, dass ich eine nett aussehende Dame bin, hat es ihm wahrscheinlich nicht einfacher gemacht, sich mir wegen eines peinlichen Pinkelproblems anzuvertrauen.

Nachdem ich wiederholte, dass ich gehen musste, berührte John sanft meinen Ellbogen und sagte: „Ich habe eine Frage an Ihren Mann, wenn es Ihnen nichts ausmacht." Ich antwortete:

„Klar doch, wie kann ich helfen?" Als John anfing, mir über seine Symptome zu erzählen, bildeten sich kleine Schweißperlen auf seiner Stirn. John teilte mir mit, dass er seit etwa einem Monat Blut im Urin hat und dass es das einzig Richtige war, einen Termin in der Praxis meines Mannes zu vereinbaren. Seiner Aussage nach bekam er einen Termin erst in drei Monaten. Leider ist die Gemeinde medizinisch unterversorgt, sodass es nicht genug Ärzte gibt, um der gesamten Bevölkerung zu helfen. Ich fragte John, ob es ihm nichts ausmachen würde, wenn ich meinen Mann sofort anrufe und ihn direkt mit ihm sprechen lasse, damit sie die Angelegenheit klären und herausfinden können, ob es ein dringendes Thema ist.

Ich rief den Penisdoktor an und übergab John das Telefon, damit er seine Symptome erklären konnte. Aus Respekt und um die Privatsphäre zu schützen, zog ich mich zurück und tat so, als würde ich mich für alle Neuwagen im Ausstellungsraum interessieren. Als das Telefonat beendet war, sagte mir John, dass er meinen Mann gleich am nächsten Morgen sehen würde. Man konnte seine Erleichterung deutlich sehen, und es fühlte sich großartig an, dass ich ihn ein wenig unterstützen konnte.

Dasselbe passiert ÜBERALL, wo ich hingehe: Auf der Post, im Lebensmittelgeschäft, im Nachhilfestudio, im Fitnessstudio, auf dem Golfplatz, am Flughafen, im örtlichen Park, usw. Einfach ÜBERALL. Ich habe beschlossen, diese gesamte Erfahrung mit den Verabredungen mit Fremden „Urologisches Vorspiel" zu nennen. Ich weiß nicht, wie ich es sonst nennen soll. Ich kriege all die dramatischen Geschichten über urologische Probleme von Bekannten oder Fremden dieser Stadt mit, aber ich weiß nie, wie sie ausgehen, weil ich nicht der Arzt bin. Und natürlich spricht mein Mann nie über seine Patienten. Er sagt mir lediglich, wenn ich es wissen will, muss ich den Patienten fragen. Und ich würde nie wieder einen Patienten darauf ansprechen, ob er noch Blut im Urin hat. Heiliger Bimbam, ich schwitze genauso viel wie sie, wenn ich mir ihre urologischen Probleme anhöre, und ich bin nicht einmal diejenige mit dem Problem! Wer hätte gedacht, dass das urologische Vorspiel beide Parteien zum Schwitzen bringen könnte?

Als Ehefrau des Penisdoktors lernte ich sofort, wie man ein ernstes Gesicht bewahrt und so tut, als wäre jedes Wort, das diese Leute sagen, das wichtigste, das ich je gehört habe. Ich habe immer ruhig reagiert, aber ich war völlig überfordert mit dem, was ich darauf antworten sollte. Also sagte ich einfach: „Lassen Sie mich meinen Mann anrufen, damit er Ihnen helfen kann." Um diese Situationen zu umgehen, suchte ich verzweifelt nach einem Ort, an dem ich meine Gedanken sammeln konnte, und fragte mich, warum die Leute mir auf Biegen und Brechen über ihre unglaublich intimen Dinge erzählen wollten.

Im Laufe der Jahre sind mir in der Rolle als Ehefrau des Penisdoktors viele Fehler. Mein Mann betonte immer wieder, dass urologische Probleme ein sensibles Thema für Patienten ist.

Aus irgendeinem Grund steht die Prostata immer ganz oben auf der Liste. Ich habe mich oft gefragt, warum diesem Thema so viel Respekt entgegengebracht wird, und ich habe mich vor allem gefragt, warum es jedes Jahr in aller Munde war, wenn meine jährliche Untersuchung anstand. Die gesamte Belegschaft wusste immer, dass ich mit dem Penisdoktor verheiratet war und der Gynäkologe verhörte mich sogar während der Untersuchung darüber, welche urologischen Wunder mein Mann gerade vollbrachte. Der Besuch endete immer mit: „Ich sollte Ihren Mann wirklich anrufen, weil es Zeit für meine Prostatauntersuchung ist." Das wollte ich nun wirklich nicht wissen! Ein weiteres Beispiel dafür, warum es wichtig ist, die Diskussion über Urologie zu beginnen.

Eine andere Sache, die ich gelernt habe, ist, dass nahezu alle urologischen Probleme gelöst werden können. Allerdings erzählt mir der Penisdoktor, dass der Durchschnittspatient ihn erst Jahre nach Beginn der Symptome aufsucht, weil er sich oft schämt oder nicht weiß, dass ihm geholfen werden kann. Sie leiden also darunter und haben sich einfach damit abgefunden. Schockierend, traurig und total unnötig.

Meine eigene Mutter war ein perfektes Beispiel für diese Verleugnung und Verweigerung von Hilfe. Nachdem sie acht Kinder zur Welt gebracht hatte, kämpfte sie 30 Jahre lang mit Blasenschwäche. Sie richtete ihren Alltag nach einer Karte mit öffentlichen Toiletten, die bei Bedarf sofort zugänglich waren. Mein Mann sagte schließlich, dass es reichte und bestand darauf, sie für eine Behandlung herzubringen. Sie war erstaunt, als sie erfuhr, dass eine einfache Operation alles verändern würde und wünscht sich heute, sie hätte es schon vor Jahrzehnten getan. Mutti war überglücklich über ihre neu gewonnene Freiheit.

Nach all den Offenbarungen der Menschen, die mit Harnproblemen zu kämpfen haben, habe ich beschlossen, dass es an der Zeit ist, mein durch den Penisdoktor erworbenes Wissen zu teilen, damit wir alle über das Thema reden können, ohne uns minderwertig oder beschämt zu fühlen. Als ich den Menschen, die mir nahestanden, erzählte, dass ich dieses Buch schreibe, waren die positiven Reaktionen und das Interesse an der Materie überwältigend. Die Menge an allgemein verbreiteten Problemen bei Männern, Frauen und jungen Menschen reicht für dieses Buch oder in Zukunft vielleicht sogar für ein ganzes Band.

Die Geheimnisse des Penisdoktors sind tatsächlich die Dinge, die jeder nicht nur wissen will, sondern auch wissen muss. Wie mein Mann immer sagt: „Jeder einzelne Mensch wird irgendwann in seinem Leben einen Urologen brauchen." Die Worte werden einen so lange einschüchtern, bis man zu schätzen lernt, was ein Urologe tun kann, um die Lebensqualität wiederherzustellen. Ich habe es mit meinen eigenen Augen gesehen.

Nun ein Geständnis: Mein Mann ist überhaupt nicht glücklich darüber, dass ich dieses Buch schreibe und es in der Welt verbreite.

Erstens, weil es nicht so akademisch oder fachlich ist, wie ein medizinisches Lehrbuch, mit all den Details, die keiner von uns versteht. Die Urologie ist für ihn ein ernstes Geschäft, und er hält keines der damit zusammenhängenden Themen für komisch. Er ist auch nicht begeistert von der Tatsache, dass seine Frau die tiefen Geheimnisse unserer sexuellen Gesundheit als Individuen und als Paar teilt. Es ist mir klar geworden, dass dieses ganze Thema nicht nur für die Öffentlichkeit tabu, sondern auch für den Penisdoktor unangenehm ist. Also ein Grund mehr, um das Gespräch zu beginnen, sodass die Tür zu allen Geheimnissen der Urologie geöffnet wird und man weiß, wie man Hilfe bekommt, wenn die eigene Sanitäreinrichtung defekt ist.

Es war mir eine Ehre, in meiner Rolle als Ehefrau des Penisdoktors zu dienen, und ich hoffe, dass die Informationen der nachfolgenden Seiten den entsprechenden Beitrag leisten. Lehne dich also zurück und lerne mit mir zusammen ein Thema kennen, das sowohl unterhaltsam als auch menschlich ist, ohne dabei den Sinn für Humor zu verlieren.

3

VOM MILITÄR IN EINE AMERIKANISCHE KLEINSTADT

Das Unbekannte wurde noch nicht entdeckt

Ich lernte meinen Mann in Seattle kennen, als er in Ft. Lewis, Washington, stationiert war. Für mich war es Liebe auf den ersten Blick. Ich hatte keine Ahnung, wer dieser Kerl wirklich war, aber ich wusste vom ersten Date an, dass ich ihn heiraten möchte. Ich hatte keinen blassen Schimmer, was alles auf mich zukommen würde.

Unsere Wege kreuzten sich, als ich eine glückliche Angestellte in der Computerwelt war und er in der Armee unserer großen Nation diente. Wir sind nach Honolulu geflüchtet, wo wir in der Kapelle des Fort DeRussy von einem Soldaten der Spezialeinheit, der auch gleichzeitig Kaplan war, getraut wurden.

Noch immer in Seattle lebend, wurde neun Monate später unser erstes Kind, ein wunderschöner Junge, geboren. Nur zehn Tage später durchquerten wir das Land und zogen in eine US-Kleinstadt und begannen gemeinsam ein neues Abenteuer, wobei wir sowohl das Militär als auch den Firmenwahnsinn hinter uns ließen. Mein Mann übte immer noch seinen Beruf als Arzt in einer polykulturellen, medizinisch unterversorgten Gemeinde mit viel Freude aus, während ich beschloss, eine Hausfrau zu sein und für unsere neue Familie zu sorgen.

Bald kam Baby Nummer zwei auf die Welt, ein wunderschönes kleines Mädchen. Wir waren nun eine vierköpfige Familie. Kinder zu haben verpflichtete uns, in eine Welt aus Spielplätzen und Vorschulen einzutauchen, in der sich alle Mamas trafen. Diese Einführung in die Welt der Mütter und Babys war aber noch nicht alles. Es war die Geburt meiner Rolle als die Ehefrau des Penisdoktors. Kein Wunder, fast alle waren verheiratet, und jede einzelne von ihnen hatte eine Geburt hinter sich. Diese Lebenserfahrungen sind oft der Anfang mehrerer urologischer Probleme, sowohl für Männer als auch für Frauen. Während der Geburt kann es bei Frauen zu Komplikationen kommen, welche der Anfang für urologische Beschwerden sein können. Männer neigen zur Gewichtszunahme, wenn ihre Ehefrauen schwanger sind, und das wiederum kann die Wahrscheinlichkeit von Bluthochdruck oder Diabetes erhöhen. Gewichtszunahme, Bluthochdruck und Diabetes bei Männern führen uns direkt zu möglichen Problemen mit dem Penis.

4

PENISLEIDENSCHAFT UND VAGINASTEUERUNG

Leidenschaft kennt keine Grenzen

Warum in aller Welt sollte jemand sein Leben damit verbringen wollen, Penen und Vaginen zu reparieren? Das ist eine berechtigte Frage, der sich jemand wie ich, der einfach nur Spaß an der Arbeit am Computer hat, stellt. Aber du wirst nicht glauben, wie oft dieses Thema angesprochen wird. Die Frage ist gar nicht so abwegig, wenn man bedenkt, dass der Penisdoktor 15 Jahre seines Lebens damit verbrachte, Penen, Vaginen und andere Dinge, die im Zusammenhang mit der urologischen Anatomie stehen, zu studieren, um sich auf diesem Gebiet zu spezialisieren. Vier Jahre medizinisches Vorstudium auf dem College, vier Jahre Medizinstudium, sechs Jahre Facharztausbildung und ein Jahr lang Aufbaukurs. Das sind 15 Jahre Training, wie man einen Penis oder eine Vagina, und die damit verbundene Sanitäreinrichtung, repariert. Jetzt gehe in dich und denk mal kurz darüber nach. Es ist fast unmöglich nachzuvollziehen, warum man sich so einem Thema widmet, bis man selbst zum Patienten des Penisdoktors wird und spürt, wie angenehm es ist, wenn man von den urologischen Problemen befreit wird.

Das erinnert mich an die Zeit, als mein Sohn in den Kindergarten ging. Aus naheliegenden Gründen haben wir bei unseren

Kindern immer medizinische Terminologie benutzt. Genau genommen ist das auch okay, da es sich lediglich um Anatomie handelt. Als die Kinder jünger waren, wollten sie immer wissen, wo Papa ist und warum er nicht zu Hause ist. Ich musste ihnen erklären, dass er Menschen repariert. Sie fragten, was Papa repariert und ich sagte ihnen immer, dass er kaputte Penen und Vaginen repariert, damit Menschen wie wir pinkeln gehen können. Da ist doch nichts dabei, oder? Nun, rate doch mal.

Als die Kindergärtnerin jedes Kind fragte, was die Eltern beruflich machten, kannst du dir sicher die wortwörtliche Antwort vorstellen, die aus dem Mund meines Sohnes kam. Der Direktor rief dann an und beschwerte sich, dass mein Sohn ein schmutziges Mundwerk hatte! Ich fuhr fort, indem ich den Direktor darüber aufklärte, dass auch er einen Penis hatte, der eines Tages von einem Penisdoktor wie meinem Mann repariert werden müsste. Er sollte also entweder aufhören, die Kinder nach dem Beruf ihrer Eltern zu fragen oder mit der Antwort klarkommen. Übrigens war der Direktor ein Priester an der katholischen Schule.

Warum also sollte man ein Penisdoktor werden? Die Antwort ist ziemlich fad: Sein Vater war ebenfalls einer. Ja, so einfach ist das. Er wollte genau wie sein Vater sein! Der Vater des Penisdoktors war ein Arzt für Allgemeinurologie. Der Penisdoktor ging jedoch einen Schritt weiter und spezialisierte sich auf dem gleichen Gebiet mit dem Fokus auf die weibliche Beckenbodenmedizin und rekonstruktive Chirurgie, die nur eine der Subspezialisierungen innerhalb der Urologie ist.

Offensichtlich gibt es verschiedene Arten von Urologen, die subspezialisiert sind. Es ist wichtig, das zu wissen, vor allem, wenn man einen spezialisierten Penisdoktor wie meinen Mann braucht. Er kennt sich zwar auch mit der Allgemeinurologie aus, da er aber so spezialisiert ist, macht es mehr Sinn, dass er seine Zeit und seine Fähigkeiten dafür nutzt, um die schwierigen

Fälle in der rekonstruktiven Chirurgie zu übernehmen, für die er ausgebildet wurde.

Allgemeinurologen sind in der Regel die erste Anlaufstelle für alle Probleme, die da unten auftreten können. Sie untersuchen, diagnostizieren und behandeln die häufigsten urologischen Probleme wie Vasektomien, Beschneidungen, Infektionen und Prostatabeschwerden. Wenn bestimmte Fälle außerhalb ihrer Kompetenzen liegen, überweisen sie an einen Facharzt.

Ein Spezialist für rekonstruktive Urologie wie der Penisdoktor ist der Typ Arzt, der dort unten alles rekonstruiert, falls man ein Trauma im Bereich des Beckenbodens erlitten hat oder körperliche Anomalien aufweist, die ein beschwerdefreies Pinkeln beeinträchtigen. Die andere Art von Urologen sind Kinderurologen, die jeden unter 18 Jahren behandeln, und Endourologen, die alle möglichen Arten von urologischen Krebserkrankungen behandeln. Es gibt auch den Endourologen, der sich mit minimalinvasiven Eingriffen befasst und in Nephrolithiasis spezialisiert ist. Sie kennen sich mit der endoskopischen Chirurgie und der Roboterchirurgie ebenfalls gut aus, die beide minimal-invasiv sind. Es gibt auch Urologen, die in Sexualmedizin und Infertilität spezialisiert sind. Dieses Fachgebiet ist ein separater Aufbaukurs und ein neues Tor zu Informationen aus der Welt der Urologie. Es existiert die etwas spannendere Fachspezialisierung in der urologischen Traumatologie und Rekonstruktion. Dieser Chirurg hilft, wenn man angeschossen, angefahren oder sogar von einem Bus überfahren wurde. Sie sind die Reinigungsmannschaft. Ein Unfallchirurg oder ein rekonstruktiver Urologe sind die einzige Art von Urologen, die die Sanitäreinrichtung wieder funktionstüchtig machen.

Jeder Patient sollte gründlich über seine Diagnose, die Behandlungsmöglichkeiten und den besten Urologen für das jeweilige Problem aufgeklärt werden. So kann man zusammen mit dem Arzt die beste Behandlungsmethode bestimmen.

Es ist wichtig, dass man eine gründliche Recherche zu den Qualifikationen des Arztes, der Häufigkeit, mit der er die Art der Krankheit behandelt hat und der spezifischen Qualifikation, die er für die Art von Operationen hat, die man möglicherweise benötigt, anstellt. All dies trägt im Wesentlichen dazu bei, dass man sich sicher ist in Bezug auf ein optimales Ergebnis.

Wenn du aufgrund der Menge an verschiedenen Urologen nun nicht mehr weißt, welcher der Beste für dich ist, dann lass uns doch eine Analogie zu einem Baseballteam mit all seinen Spielern herstellen. Jedes Teammitglied besitzt eine spezifische Qualifikation, um einen hoch qualifizierten und speziellen Job zu machen, aber alle befinden sich auf demselben Spielfeld. Das gleiche Konzept gilt auch in der Welt der Urologie: Jeder Spezialist muss im Team eine besondere Rolle einnehmen, um deine Sanitäreinrichtung wieder funktionsfähig zu machen.

Im Baseball wirft der Pitcher, der Catcher gibt die Art des Pitches vor und fängt die Bälle, und der Erste Baseman ist der Spieler mit einem scharfen Blick und einem riesigen Baseballhandschuh, der auf unerklärliche Art und Weise jeden einzelnen Ball fängt, welcher mit 9.000 Meilen pro Stunde reinfliegt. Jetzt stell man sich stattdessen einen Gerätewart vor, der die erste Base abdeckt. Seine Erfahrung mit Schlägern, Handschuhen und Bällen ist fast wertlos, wenn es darum geht, einen hart geschlagenen Ball zu fangen. Das gleiche gilt für Allgemeinurologen. Manche von ihnen sind wie die Geschäftsleiter, die das Gesamtbild überwachen und die qualifiziertesten Spieler für jede Situation im Spiel auswählen. Allgemeinurologen nehmen dieselbe Rolle ein, indem sie den Patienten eine breitgefächerte Palette an Gesundheitsdienstleistungen anbieten, aber für komplexere Behandlungen immer hochqualifizierte Spieler hinzuziehen.

Fazit: Es ist wichtig, wer sich um dich kümmert! Habe den Mut, Informationen zu erfragen, die notwendig sind, damit du in deiner Situation in guten Händen bist. Lass dir nicht vom

Gerätewart sagen, dass er nun ein Pitcher ist. Es ist deine Aufgabe, die Qualifikation deines Urologen zu überprüfen. Informiere dich über seine Ausbildung und in welchem Fach er spezialisiert und am besten ist. Die gleiche Nachforschung muss auch bei deinem Gynäkologen angestellt werden, da dieser in der Regel nicht für urologische Fragestellungen qualifiziert ist, aber womöglich versuchen wird, dich davon zu überzeugen. Jetzt kennst du den Unterschied.

5

DRUCK DER GESELLSCHAFT AUF DEN PENIS

Akzeptanz kommt von innen

Ob man nun der Penisbesitzer oder der Penisempfänger ist, dies ist ein äußerst heikles Thema. Darüber nachzudenken, warum der Penis eines Mannes für ihn das Wichtigste auf der Welt ist, ist ein mutiges Unterfangen. Frauen können es nur schwer nachvollziehen und es ist ungewöhnlich, einem Mann so eine Frage zu stellen. Das liegt daran, dass die Vagina einer Frau NICHT das Wichtigste für sie ist.

Wenn man jedoch das Thema Penis anspricht, wird man, egal ob von einer Frau oder einem Mann, eine Reaktion sehen. Von Peniswitzen bis hin zu herablassenden Bemerkungen, allein schon der Gedanke daran führt dazu, dass ein Mann in der Regel unbewusst seine Beine überkreuzt oder seine Hoden umschließt, um seine Kronjuwelen zu schützen.

Frauen kichern bei den meisten Peniswitzen und verdrehen die Augen, so, als wüssten sie alles über den Penis und seine Macht, insbesondere wenn er klein ist oder eine Dysfunktion hat. Dies ist der Punkt, an dem der Penis in Schutz genommen werden muss und die Männer dazu gezwungen werden, sich entweder zu behaupten oder sich dem Gespött auszusetzen. Tatsächlich ist es aber so, dass es überhaupt nicht witzig ist. Da es den meisten Menschen jedoch peinlich ist, über den Penis zu sprechen, scheint Humor oft ein sicherer Ort und eine Möglichkeit zu sein, mit ihren Beschwerden umzugehen.

Der Druck auf den Penis und die Erwartungen, die die Gesellschaft an Männer stellt, sind völlig unrealistisch. Fangen wir einfach damit an. Entweder man hat genug Blut für das Gehirn ODER den Penis, aber nie genug für beides! Allerdings kann man einen Mann davon nicht überzeugen, weil die Gesellschaft es nicht zulässt. Es wird erwartet, dass er auf Kommando steht und ein toller Liebhaber ist. Von einem „echten" Mann wird auch ein riesiger Penis erwartet. Auf der Grundlage dieser unausgesprochenen Erwartungen messen viele Männer sich selbst und ihren Wert in der Gesellschaft.

Wenn ein Mann keine Erektion bekommen oder den Akt nicht ausführen kann, ist das eine zutiefst traumatische Erfahrung. Dieses Trauma beeinträchtigt den Verstand und das Selbstvertrauen eines Mannes sehr stark. Es wird verstärkt, wenn er eine Liebhaberin hat, die ihn während dieser traumatischen Erfahrung nicht mehr unterstützt und ihn vielleicht sogar deswegen verlässt. Leider ist das das häufigste Resultat einer sexuellen Dysfunktion.

Das ist der Zeitpunkt, an dem Witze über Männer und ihre heißen Sportwägen gemacht werden, um ihre mangelnde Leistungsfähigkeit oder fehlende Penisgröße zu kompensieren. Hinter jedem Witz steckt zwar ein Stückchen Wahrheit, ist aber auch sehr verletzend für die Leidenden.

6

MEINE IMPOTENTE EHE

Liebe genug, um loszulassen

Warum erwähne ich denn die schlimmste Sache, die einem Mann passieren kann? Nun, durch die Ehe mit einem Penisdoktor wurde mir endlich klar, warum mein erster Mann impotent wurde.

Ich war vorher mit einem tollen Typen verheiratet, der 12 Jahre älter war als ich. Wir waren bereits mehrere Jahre zusammen und es war die wunderbarste Zeit meines Lebens. Er kam aus einer Familie, die eine schwere Herzerkrankung hatte. In der DNA seiner Familie fehlte ein Gen, welches für die Herstellung von HDL, besser bekannt als das „gute" Cholesterin, verantwortlich ist. Alles in allem bedeutete es, dass, wenn sie etwas fettiges wie Speck aßen, dann fehlte das „gute" Cholesterin, um den Körper von dem schlechten Cholesterin zu befreien. Die einzige Möglichkeit, HDL herzustellen, war exzessive Bewegung. Obwohl wir einen gesunden Lebensstil führten, holte ihn das Unvermeidliche schließlich ein.

Nach und nach, und insbesondere vor seinem ersten Herzinfarkt, hatte ich leichte Veränderungen an seiner Leistung im Schlafzimmer bemerkt. Ich bemerkte, dass es ihm sehr schwerfiel, eine Erektion zu bekommen und sie aufrechtzuerhalten. Am

Anfang dachte ich, es liegt an mir, was kein ungewöhnlicher Gedanke einer jungen, unsicheren Frau war. Zu dieser Zeit war es in der medizinischen Gemeinde nicht allgemein bekannt, dass die Fähigkeit, eine Erektion zu bekommen oder sie aufrechtzuerhalten, etwas mit einem möglichen kardialen Vorfall zu tun hatte.

So ging es mehrere Jahre, und glücklicherweise genossen wir die Gesellschaft des anderen sehr und fanden Wege, das Problem zu „ignorieren", indem wir Alternativen erfanden, um die Intimität unserer Ehe aufrechtzuerhalten. Schließlich passierte es. Er war 42 Jahre alt, genau wie sein Vater, der in diesem Alter ebenfalls einen verheerenden Herzinfarkt erlitt. Glücklicherweise schaffte er es bis ins Krankenhaus, wo sie ihn behandelten und sein Leben retten konnten. Dieser Herzinfarkt machte ihn jedoch völlig impotent.

Die darauffolgenden zwei Jahre waren eine emotional schwierige Zeit für uns beide. Er fühlte sich, als sei er kein Mann mehr. Die Tatsache, dass ich so viel jünger war, erschwerte das Ganze, und ich bin sicher, dass er mehr Leistungsdruck verspürte. Ich versuchte ihm zu versichern, dass er mein bester Freund und mein ewiger Partner ist, egal was passiert. Ich liebte ihn aufrichtig und hätte ihn niemals verlassen, nur weil er keine Erektion aufrechterhalten konnte.

Im Laufe der Zeit distanzierte er sich von mir und von allen anderen. Er verbrachte mehr Zeit auf Arbeit und war leicht reizbar, frustriert und sehr unglücklich. Schließlich bat er mich zu gehen. Ich flehte ihn an, uns mehr Zeit zu geben, um eine gemeinsame Lösung zu finden. Aber er sagte einfach, dass ich gehen soll. Ich sagte ihm, dass, wenn es wirklich sein Wunsch ist, dann liebe ich ihn genug, um ihn loszulassen. Er sagte mir, dass es das war, was er wollte und brauchte, und nach 12 Ehejahren verließ ich das Haus nur mit meiner Kleidung und einigen Erbstücken meiner Großmutter.

Ich hatte nie aufgehört, meinen ersten Mann zu lieben und verbrachte die nächsten Jahre damit, mit dem Verlust einer großen Liebe und eines Geliebten umzugehen. Die Erfahrung einer gescheiterten Ehe aufgrund von Impotenz lehrte mich Verständnis und Mitgefühl für das Leid eines Mannes und seiner Familie. Ich habe aus der Sicht einer Frau gelernt, was sie anrichten kann. Impotenz raubt dem Mann alles, was notwendig ist, um sich als solcher zu fühlen, obwohl ich es als Frau anders sehe.

Ich konnte meinen ersten Mann nicht davon überzeugen, mich ihn einfach lieben zu lassen. Er ließ es nicht zu. Wenn ich jetzt darüber nachdenke, vermute ich, dass die Aufforderung, ihn zu verlassen, seine Art war, mit der Wut und Erniedrigung umzugehen, die er empfand, weil er nicht in der Lage war, im Schlafzimmer zu performen. Es ist fast unmöglich, sich in die Lage des anderen zu versetzen. Es ist jedoch möglich, Liebe und Mitgefühl auf eine Art zu zeigen, die für diese Person am besten ist, auch wenn es bedeutet, sie gehen zu lassen, weil sie einen darum gebeten hat.

Während ich mich durch das Leben schleppte und mir Gedanken über die erektile Dysfunktion und ihre Auswirkung auf mein Leben machte, habe ich vom Penisdoktor gelernt, dass es Lösungen und Technologien gibt, die Beziehungen retten können. Eine erektile Dysfunktion ist sehr schädlich für beide Partner und erfordert Hilfe von Fachleuten mit Samthandschuhen, um sowohl die Gesundheit als auch die Ehe zu retten.

Dass ein Zusammenhang zwischen Sexualität und Herzgesundheit besteht, weiß ich, seitdem die Ehe mit meinem ersten Mann aufgrund von Impotenz in die Brüche ging. Im Nachhinein macht es mich traurig und ein bisschen wütend zugleich, dass ihm während seiner Behandlung nach dem Herzinfarkt keine Behandlungsalternativen für erektile Dysfunktionen angeboten wurden. Sein Kardiologe hätte uns zu einem Urologen schicken sollen, um eine Einschätzung zu erhalten und Hilfe zu bekommen. Meiner Meinung nach sollten Kardiologen und Urologen in den Kliniken für Männergesundheit als Team auftreten, um sich auf den Körper zu spezialisieren. Auch ein Psychologe sollte dem Team angehören, der das Paar in einer so schwierigen Zeit unterstützt.

Durch Fernsehwerbung kennt heutzutage jeder die Pillen, die für Männer mit erektiler Dysfunktion zugänglich sind. Aber niemand spricht jemals über die unterschiedlichen Penisprothesen, die auch eine Behandlungsoption sind. Allein schon der Begriff klingt aufregend und einschüchternd zugleich. Wenn man selbst mit erektiler Dysfunktion zu kämpfen hatte, ist es wahrscheinlich nicht das, woran man als erstes denken würde. Andernfalls würde man auf jeden Fall all die Möglichkeiten kennen wollen, die einem helfen, seine Männlichkeit wieder zurückzugewinnen. Als Außenseiterin in der Welt der Medizin hatte ich keine Ahnung, dass es so viele Möglichkeiten gibt, um eine erektile Dysfunktion zu beheben.

7

WO ZUM TEUFEL IST MEINE TOLLE LATTE?

Neugierige Wesen finden Antworten

Eine erektile Dysfunktion wird vom Großteil der Männer als der Verlust ihrer „Männlichkeit" angesehen. Die Assoziation lautet: „Oh mein Gott, ich bin ein minderwertiger Mann, oder ich bin gar kein Mann mehr." Der soziale Druck und die Scham, die mit der erektilen Dysfunktion einhergehen, werden noch verstärkt, wenn die Beziehung mit seiner Partnerin bereits instabil ist. Wenn die Ehefrau nicht daran interessiert ist, dieses Problem anzugehen oder verbalisiert, dass er kein „Mann" mehr ist, ist die Chance groß, dass die Beziehung in die Brüche geht. Es besteht auch die Möglichkeit, dass sie ihn verlässt und ihre Kinder mitnimmt. Oder sie betrügt ihn, weil er nicht in der Lage ist, zu performen. Aber wenn die Frau verständnisvoll und einfühlsam ist und den Ehemann in seinem Bestreben nach einer Behandlung unterstützt, kann ihre Partnerschaft oft weiter gedeihen. Realistisch betrachtet ist es nur eine vorübergehende Situation, die gelöst werden kann.

Jetzt denkt man vielleicht, dass niemand so grausam sein würde, seinem Partner tatsächlich zu sagen, dass er „kein Mann mehr ist". Mein Penisdoktor-Ehemann sagt mir aber, dass 75% seiner Patienten, die so reagieren, wenn erektile Dysfunktion zum

Thema der Beziehung wird, Frauen sind. Dies gilt insbesondere dann, wenn die Frau deutlich jünger ist.

Für die Frauen unter euch, die dieses Buch lesen und sich daran erinnern, wie schlecht ihr einen Mann behandelt habt, der darunter litt: Ihr werdet in den kommenden Kapiteln sehen, dass Frauen auch ihre sexuellen Probleme haben können, wenn sie älter werden. Dazu gehören Beckenbodenbeschwerden und Inkontinenz beim Sex. Ja, die Wahrscheinlichkeit ist sehr groß, dass man sich während des Orgasmus vollpinkelt. Daher ist es für uns alle ratsam, darüber nachzudenken, dass man zu seinem Partner freundlich sein muss und ihn unterstützen und ihn akzeptieren sollte, da wir alle früher oder später mit gesundheitlichen Herausforderungen konfrontiert werden. Die Probleme als Team anzugehen und medizinischen Rat zu suchen, ist der richtige Weg, um ein positives Ergebnis zu erzielen.

Hier kommt mein Mann, „der Penisdoktor", ins Spiel, der die Welt zu einem besseren Ort für die männlichen Seelen und die Ehepaare macht, die mutig und weise genug sind, um in seine Praxis zu kommen und Hilfe zu suchen. An den Mann, dessen Frau ihn für einen jüngeren Kerl mit einer Erektion verließ: Am Ende des Regenbogens befindet sich ein Topf voller Gold. Der Penisdoktor hat eine schöne Antwort für ihn. Er versichert dem Patienten, dass nicht nur sein Erektionsproblem gelöst wird, sondern dass er sogar besser sein wird als je zuvor und dass er jemanden findet, der es mit ihm genießt. Der verängstigte Patient bekommt zu hören, dass es nicht ganz so schlecht um ihn steht, sondern dass er nur vorübergehend ins Aus gedrängt wurde, und der vorherige Partner ihn nicht verdient hat.

Hilfreicher Tipp: Man sollte das Problem niemals als „gebrochenen Penis" bezeichnen, denn das Ganze ist für den Mann sehr unangenehm. Ich verstand es erst, als ich den Penisdoktor fragte, wie ein Mann mental über einen gebrochenen Penis hinwegkommen kann. Der Penisdoktor korrigierte mich sofort und sagte mir, ich solle nie wieder „gebrochener Penis" sagen. Meine Damen, achten Sie auf diese sehr wichtige Botschaft. Es erspart Ihnen eine Menge unnötigen emotionalen und mentalen Stress seitens ihres Mannes. Der richtige Begriff bei der Identifizierung eines Erektionsproblems ist, es einfach als vorübergehende Situation zu bezeichnen und so schnell wie möglich einen qualifizierten Urologen aufzusuchen!

Die Erfolgsquote bei der Behebung der erektilen Dysfunktion ist sehr hoch. Es gibt viele Behandlungsmöglichkeiten, um Erektionen schnell wieder zu bekommen oder zu verbessern. Wie sich herausstellt, ist die wirksamste Behandlung die Medikation. Es gibt derzeit fünf verschiedene Medikamente, die bei der erektilen Dysfunktion helfen. Zwei der Medikamente sind in einer generischen Form erhältlich. Dies ist die günstigere und einfachere Variante, um eine Erektion zu bekommen. Man bezahlt nicht mehr als 50 Dollar pro Pille.

Die erste Möglichkeit, wie man erektile Dysfunktion behandeln kann, ist die Einnahme folgender Medikamente: Viagra und Cialis (beide in generischer Form), Stendra und Levitra. Man kann nun 10 bis 20 Pillen für unter 100 Dollar kaufen. Vorher waren es ungefähr 50 Dollar pro Pille. Diese Kosten werden von den meisten Versicherungen nicht übernommen. Zwei dieser Medikamente können auch in der örtlichen Apotheke hergestellt werden, was die Kosten noch weiter reduziert.

Es gibt auch andere Medikamente, die in Form von Injektionen oder Peniszäpfchen angeboten werden, wenn die oben genannten Medikamente nicht wirken oder die Einnahme aufgrund des Gesundheitszustands unmöglich ist. Diese anderen Alternativen sind Prostaglandin E1 in Form von Harnröhrenzäpfchen, was bedeutet, dass es in die Harnröhrenöffnung eingeführt werden muss, oder eine injizierbare Form namens Trimix Gel, das ebenfalls in die Harnröhrenöffnung eingeführt wird. Dies ist eine Mischung aus drei Medikamenten, zu denen Prostaglandin E1,

Papaverin und Phentolamin gehören. Dieser kann nur direkt in den Penis gespritzt werden. Obwohl dies schmerzhaft klingt, können die Ergebnisse sehr zufriedenstellend sein. Eine weitere Option ist die Penispumpe, die genau so klingt wie ihr Name. Sie saugt das Blut direkt in den Penisschaft und das Resultat ist eine steinharte Erektion. Sobald die Erektion erreicht ist, schiebt man einfach den Ring vom Gerät auf die Basis des Penisschaftes und ab geht die Post.

Dies sind die Alternativen, die den Patienten am häufigsten angeboten werden. Die meisten von ihnen funktionieren sehr gut, und mindestens eine dieser Optionen wird zufriedenstellende Ergebnisse liefern. Wenn die oben genannten Lösungen in deinem Fall nicht funktionieren oder nicht zufriedenstellend sind, haben wir im nächsten Kapitel die ultimative Lösung, die von der Mehrheit der Versicherungen, einschließlich Medicare, abgedeckt wird. Lies einfach weiter.

Und eine Notiz an die Frau, die ihrem Mann bei dieser traumatischen Erfahrung zur Seite stand: Ich wette 100 Dollar, dass, wenn ihr die erektile Dysfunktion gemeinsam übersteht, du dich emotional erfüllter und sexuell befriedigter fühlen und dich noch mehr in deinen Partner verlieben wirst. Du entwickelst mit großer Wahrscheinlichkeit eine neue und tiefe Wertschätzung für seine Erektion. Ich würde weitere 100 Dollar darauf wetten, dass dein Mann dich durch und durch liebt, sowie den Wunsch hat, dich auf eine Weise zu befriedigen, die sich keiner von euch jemals vorstellen konnte.

8

PENISPROTHESE – JA, ES GIBT SIE WIRKLICH UND SIE FUNKTIONIERT!

Möglichkeiten öffnen den Geist

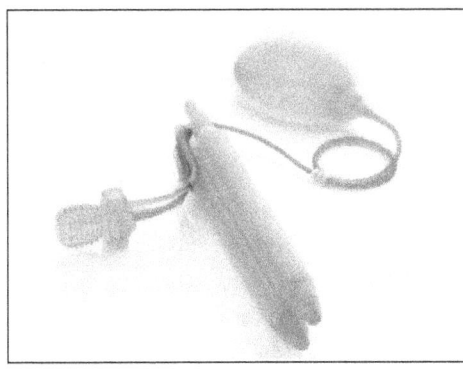

AMS Penisprothese

Fotos mit freundlicher Genehmigung der Boston Scientific

Der Penisdoktor ist einer der Topinstallateure der aufblasbaren Penisprothese von AMS in Texas. Ja, dies ist ein ganzer Abschnitt über die aufblasbare Penisprothese. Die gibt es wirklich und sie funktionieren auch! Dies ist die nächste Stufe zum Erreichen einer Erektion, wenn die vorherigen Methoden nicht funktionierten.

Meine erste Begegnung mit dem Ausdruck „aufblasbare Penisprothese" war, als ich den Penisdoktor zu einem Treffen mit meinen fünf Brüdern mit nach Hause nahm, ohne dass er wusste, dass ich ihn meiner Familie vorstellen würde. Ich habe ihm von diesem Familientreffen nicht erzählt, weil es in seiner Natur liegt, sich auf alles bis ins kleinste Detail vorzubereiten. Ich dachte, es wäre besser, wenn dies eine informelle Einführung ohne Vorbereitung wäre. Ich wusste nicht, dass meine fünf Brüder eine Million Fragen zu allem haben würden, was mit dem „Penis" zu tun hat. Sie waren schließlich meine Brüder, und irgendwie habe ich nie bemerkt, dass sie überhaupt einen Penis besaßen, bis mein Freund, der Penisdoktor, an diesem Tag zum Abendessen auftauchte.

Am Anfang waren alle unglaublich herzlich und freundlich und haben meinen neuen Soldatenfreund sehr freundlich begrüßt. Ich wusste nicht genau, was er in der Armee tat, da er kein Mann der großen Worte war. Er hatte mir gesagt, er sei Urologe. Aber ich habe Neurologe „verstanden" und dachte, er redet über das Gehirn.

Es war ein entspannter und angenehmer Nachmittag für alle, und natürlich war das Interesse an dem Mann, den ich zum Abendessen mitgebracht hatte, sehr groß. Alle gingen davon aus, dass er der Richtige war, und bald stellte mein Bruder Dennis die erste Frage an den Penisdoktor. „Also, Henry, wie gefällt es dir in der Armee?" Die Antwort war offensichtlich, denn er war sehr stolz auf seinen Dienst für unser Land. Und dann wurde die nächste Frage gestellt. „Und was machst du in der Armee?" Der Penisdoktor sagte: „Ich bin Urologe." Die Standardantwort der meisten Menschen ist, dass sie sich sicher sind, dass sie „Neurologe" gehört haben. Oder sie sind nicht gewohnt, verängstigt oder es ist ihnen peinlich, zuzugeben, dass sie „Urologe" verstanden haben.

Dennis ließ sich über den Beruf des neuen Freundes aufklären, und fragte ihn, was ein Urologe so macht. Das war eine überwältigende Frage an einem Tisch mit meinen fünf Brüdern.

Der Penisdoktor war mehr als erfreut, über seine Vorlieben zu sprechen, und zwar Inkontinenz, Prostatabeschwerden, Beckenbodenschwäche, und natürlich das i-Tüpfelchen, die aufblasbare Penisprothese!

Das Thema erregte höchste Aufmerksamkeit, als Dennis mit seinen Fragen weitermachte. „Penisprothese? Wie funktionieren die überhaupt?"

Also das ist jetzt die Millionenfrage, und zwar aus mehreren Gründen, denn jeder möchte etwas über eine aufblasbare Penisprothese wissen. Es ist die männliche Lebensversicherung. Es ist der Plan C für den Fall, dass Plan A und B scheitern. Plan A ist der „Hot-Chick-Effekt", Plan B ist „Viagra", und Plan C ist das geheime Gerät, von dem jeder wissen will, was es kann.

Also, lass uns mit der aufblasbaren Penisprothese aus der Sicht einer Ehefrau beginnen. Alles begann eines Tages in der Garage, als sich der Penisdoktor gerade für die Arbeit fertig machte und ich ihm half, seine Sachen zum Auto zu bringen. Als er den Kofferraum öffnete, war ich schockiert, als ich zwei Kisten voller Pillen entdeckte. Der Inhalt der einen war Viagra und der anderen war Cialis. Mir fielen auch weitere, geheimnisvolle Kisten auf.

Zuerst sagte ich ihm, dass zwei Kisten voller Drogen im Kofferraum seines Autos ihn in große Schwierigkeiten bringen würden, wenn ihn die Polizei aus irgendeinem Grund anhält. Der Penisdoktor sagte, wenn man ihn anhalten würde und der Polizist zwei Kisten voller Medikamente gegen erektile Dysfunktion entdecken würde, hätte er sofort einen neuen besten Freund. Ich habe ihm versichert, dass das nicht der Fall sein wird, wenn es eine weibliche Polizistin ist!

Dann musste ich mich einfach nach den anderen Kisten erkundigen, die sehr einschüchternd waren und zugleich sehr verlockend aussahen. Eine war mit „AMS 700™ LGX Penisprothese" beschriftet, was sich wie etwas aus einem James Bond Film anhörte. Es gab zwei weitere Kisten neben der anderen und sie waren mit „AMS 700™ CX Penisprothese" und „AMS 700™ CXR Penisprothese" beschriftet. Mein erster Gedanke war: „Heiliger Bimbam, du kannst dir dein Lieblingsmodell aussuchen!"

Ich griff nach dem verlockenden Kästchen, als ob es das Juwel vom Nil wäre und fragte meinen Mann: „Was zum Teufel ist das?" Mein Mann streckte schnell die Hand aus und nahm sie mir zärtlich

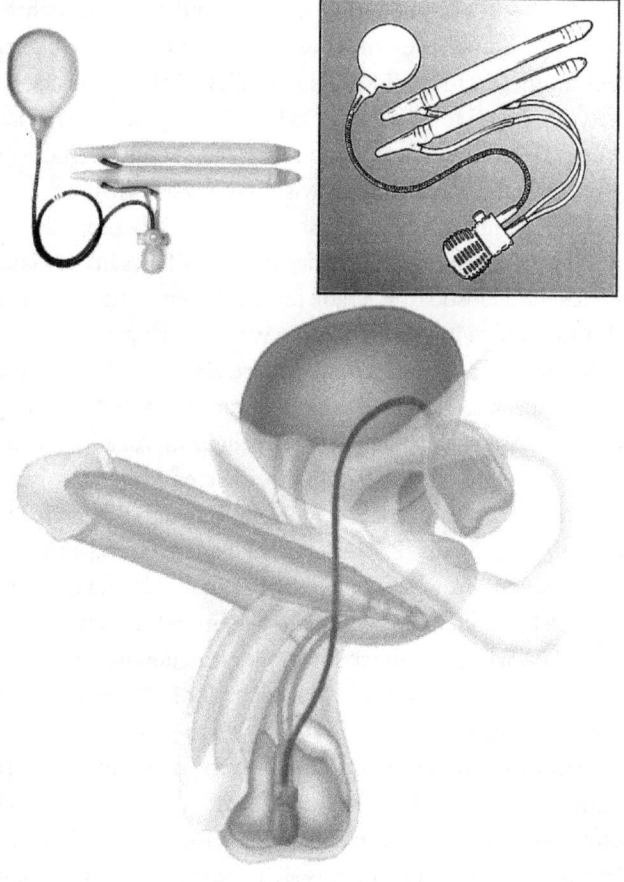

Foto mit freundlicher Genehmigung der Boston Scientific

aus der Hand. „Sei vorsichtig damit! Das ist eine aufblasbare Penisprothese im Wert von ca. 10.000 Dollar." Nun, da ich eine neugierige und direkte Ehefrau bin, fragte ich, warum sie so groß ist und wie zum Teufel sie in den Penis eines Mannes passt? Der Penisdoktor streckt seinen Zeigefinger wie einen Penis aus und beginnt zu erklären, wie das Gerät in den Penisschaft passt und mit einer winzigen Pumpe im Inneren des Hodens verbunden ist, die den Penis wie durch ein Wunder in einen herrlichen Winkel von etwa 180 Grad versetzt, wenn sie richtig eingesetzt ist.

Was war also mit den beiden anderen Kisten mit unterschiedlichen Modellnummern? Der Penisdoktor klärte mich auf, dass die drei Modelle aufblasbarer Penisprothesen für unterschiedliche Zwecke gedacht sind.

Nun, da ich keine Ärztin bin, sondern einfach nur die heiße, sexy Ehefrau des Penisdoktors, glaube ich, dass es folgendes ist, was mein Mann über die Gegenstände in seinem Kofferraum gesagt hat...

Die erste magische Box, die AMS 700 LGX Penisprothese, ist das am häufigsten verwendete Modell. Dies ist eine 3-teilige aufblasbare Einheit, die am häufigsten bei Patienten mit einer Penisgröße von 20 cm oder weniger zum Einsatz kommt. Nun, eine Frage, die sich jeder, einschließlich ich, immer wieder stellt, ist, welche Größe hat der durchschnittliche Penis? Gibt es eine Antwort auf diese altbekannte Frage? Nun, in der Welt der Urologie, wo Geräte für medizinische Bedingungen wie erektile Dysfunktion verwendet werden, gibt es sie tatsächlich! Die durchschnittliche Penisgröße beträgt nach Meinung und Erfahrung des Penisdoktors etwa 18 cm. Bevor du jetzt dein Smartphone herausziehst und versuchst, diese magische Zahl umzurechnen, lass mich dir helfen. Dies wäre eine Erektion von etwa 7,08661 Zoll. Jeder, der gerade dieses Buch liest, ist wahrscheinlich glücklich und erleichtert darüber, zu erfahren, welche die durchschnittliche Größe des Patientenstamms des Penisdoktors ist. Das können wahrscheinlich alle urologischen Praxen rund um die Welt bestätigen. Verdammt, du kannst es selbst bestätigen, weil die Hersteller von Penisprothesen Millionen von Dollar in diese Geräte investiert haben und sie wissen müssen, welche Größen sich verkaufen!

In der Vergangenheit würde eine Prothese dir lediglich die Steifheit geben, oder einfach ausgedrückt, „dich hart machen". Die AMS 700 LGX Penisprothese ist so konzipiert, dass sie dir nicht nur die Steifheit gibt, sondern auch dehnt und dir 1 bis 2 Zentimeter mehr Länge gibt, während sie gleichzeitig den Umfang vergrößert, je mehr du sie benutzt. Das Reservoir in diesem 3-teiligen Konstrukt ermöglicht dem Chirurgen die Zugabe einer Kochsalzlösung, die bei der Installation vorgenommen wird. Die Menge der zugegebenen Kochsalzlösung wird von deinem Urologen festgelegt, um dir zu einer für dich adäquaten Erektion zu verhelfen. Ich fragte den Penisdoktor, ob man in das Reservoir eine zusätzliche Kochsalzlösung füllen könnte, um einen größeren Penis zu bekommen, und die Antwort war nein.

Die AMS 700™ CX Penisprothese ist eine geeignetere Wahl für den größeren Penis, da sie eine härtere Erektion ermöglicht. Die Menge an Flüssigkeit, die im Reservoir platziert wird, ist etwas größer und erlaubt, mehr Flüssigkeit in den Zylinder zu pumpen und den Umfang zu vergrößern, um die gewünschte Erektion zu erreichen. Jeder Patient, dessen Penis größer als 20 cm ist, würde sich für dieses Modell entscheiden. Nur zur Info: Dieses Modell wird am wenigsten verwendet.

Die AMS 700™ CXR Penisprothese ist für den kleineren Penis gedacht. Das ist kein Urteil, sondern lediglich eine Lösung, die Wunder wirkt und den Umfang vergrößert, um maximale Ergebnisse zu erzielen.

Nach der Entdeckung im Kofferraum meines Mannes wurde ich noch neugieriger und wollte wissen, warum es so viele verschiedene Geräte gibt und wie sie tatsächlich aussehen. Es schien mir nur, dass der Penis eines Mannes unglaublich zerbrechlich ist und es ging nicht in meinen Kopf rein, wie all die großen Dinge, die ich im Kofferraum meines Mannes glaubte, gesehen zu haben, in einen Penis passen sollten. Ich beschloss, die Dinge selbst in die Hand zu nehmen und stellte im Laufe der Zeit viele Fragen an den Penisdoktor. Er fragte mich, warum ich so viel Interesse an der Penisprothese hatte und ich versicherte ihm, dass ich keine Empfehlungen für seinen Penis aussprechen wollte und dass im Moment alles in Ordnung ist. Was ich gelernt habe, ist, dass es eine ganze Reihe von Geräten gibt, die bei den meisten körperlichen Beeinträchtigungen, die dem Erreichen einer Erektion und/oder der Aufrechterhaltung einer Erektion im Wege stehen können, helfen.

Da mein Penisdoktor-Ehemann lieber mit der Penisprothese von Boston Scientific arbeitet, fühlte ich mich am wohlsten, mich an die Firma zu wenden und sie um weitere Informationen zu bitten. Im Folgenden findet man eine Reihe von Penisprothesen der Boston Scientific und dem Anschein nach bieten sie tatsächlich eine Vielzahl von Lösungen für jeden Mann an. Wie du sehen wirst, sind diese Geräte einfacher Natur und bieten viele Lösungsmöglichkeiten. Das Ziel war es, Geräte anzubieten, die von Männern mit Handfertigkeit bedient werden können (die aufblasbare Variante) und Geräte für Männer ohne Handfertigkeit (halbstarr). Die folgenden Informationen und Grafiken sind mit freundlicher Genehmigung der Boston Scientific, die mein Projekt zur Erstellung dieses Buches sehr unterstützt haben, um den Menschen dabei zu helfen, Verständnis dafür zu entwickeln, wie ein Urologe ihre Lebensqualität verbessern kann.

Die Produktpalette der Boston Scientific AMS Penisprothesen umfasst die folgenden implantierbaren Prothesen:
- AMS 700™ CX mit MS Pump™ Penisprothese - für den größeren Penis
- AMS 700™ CXR mit MS Pump™ Penisprothese - für den kleineren Penis
- AMS 700 LGX mit MS Pump™ Penisprothese - das am häufigsten verwendete Modell

Das Reservoir speichert die Flüssigkeit, die den Peniszylinder füllt und ausdehnt. Der Patient betätigt die Pumpe, um die Prothese aufzublasen oder die Luft wieder rauszulassen. Die Zylinder werden durch mehrmaliges Drücken der Pumpe, die die Flüssigkeit aus dem Reservoir fördert, aufgeblasen. Das macht den Penis steif.

Die Zylinder werden entleert, indem man die Entleerungstaste 7 Sekunden lang drückt. Dadurch wird Flüssigkeit zurück in das Reservoir transferiert, wodurch der Penis schlaff wird. Der Penis kann durch Drücken auf den Penisschaft erschlafft werden.

AMS AMBICOR 2-TEILIGE AUFBLASBARE PENISPROTHESE

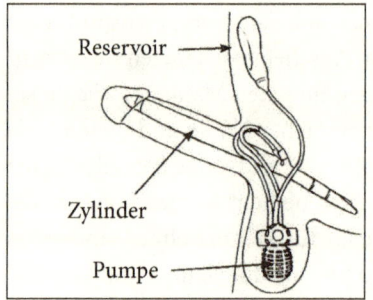
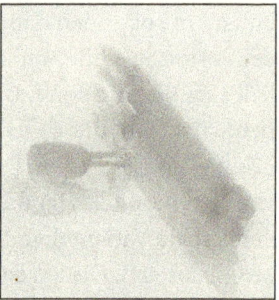

Foto mit freundlicher Genehmigung der Boston Scientific

Ein weiteres Modell, das von der Boston Scientific angeboten wird, ist die AMS Ambicor 2-teilige aufblasbare Penisprothese. Die AMS Ambicor™ Penisprothese ist ein geschlossenes, mit Flüssigkeit gefülltes System, bestehend aus einem Zylinderpaar, das in die Schwellkörper (den Penis) implantiert wird und einer Pumpe, die in den Hodensack eingesetzt wird. Alle Komponenten sind durch knicksichere Schläuche verbunden. Das Gerät wird mit normaler Kochsalzlösung vorgefüllt und vorgeschaltet geliefert. Die Zylinder werden aufgeblasen, während Flüssigkeit aus den Reservoiren, die sich in den proximalen Enden der Zylinder befinden, in den Hauptzylinderkörper gepumpt wird, wodurch eine Erektion entsteht. Die Luft wird herausgelassen, indem der Penis nach unten gebogen wird, wodurch die Flüssigkeit in die Reservoire zurückfließt und der Penis wieder schlaff wird.

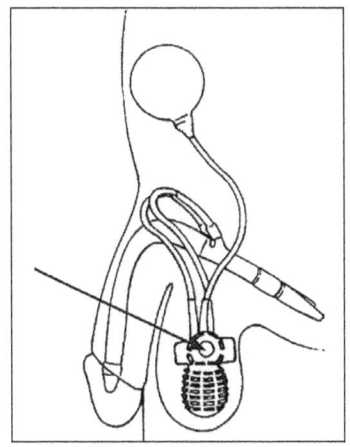

Entlüftungstaste

Foto mit freundlicher Genehmigung der Boston Scientific

Hier sind einige Grafiken, die zeigen, wie das Gerät manipuliert werden kann, um eine Erektion zu erreichen oder in einen schlaffen Zustand zurückzuversetzen. Es sieht ziemlich einfach aus und ist auch einfach zu bedienen.

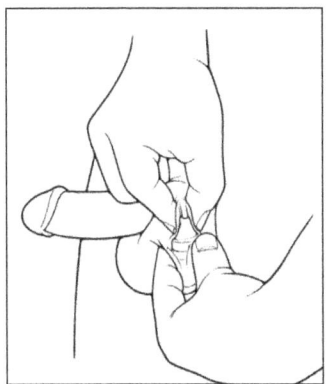

Aufpumpen

Foto mit freundlicher Genehmigung der Boston Scientific

Zum Aufpumpen des Gerätes den Pumpenkolben mehrmals zusammendrücken und loslassen, um die Zylinder zu versteifen. Wenn die Zylinder vollständig aufgeblasen sind, wird der Pumpenkolben hart und kann nicht mehr zusammengedrückt werden.

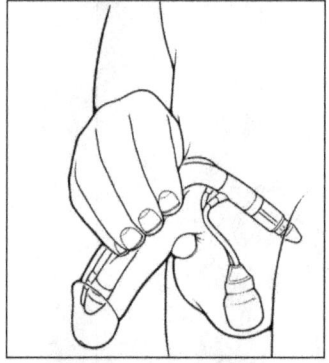

Ablassen der Luft

Foto mit freundlicher Genehmigung der Boston Scientific

Um die Luft wieder abzulassen, legt der Patient seinen Daumen unter den Penisschaft als Basis und seine Finger obendrauf. Mit den Fingern der gleichen oder der anderen Hand sollte der Patient seinen Penis über den Daumen in Richtung Hodensack in einem Winkel von 55-65 Grad nach unten beugen, wobei darauf zu achten ist, dass beide Zylinder gebeugt sind. Die Zylinder sollten für ca. 6-12 Sekunden in dieser Position gehalten und dann losgelassen werden. Dadurch werden die Ventile geöffnet, die den Rückfluss der Flüssigkeit in das Reservoir und die Pumpe ermöglichen. Der Patient kann auch die Luft aus dem Gerät herauslassen, indem er die Zylinder nach oben biegt. Dies geschieht, indem er seinen Daumen auf den Penisschaft legt und die gleichen Anweisungen wie oben befolgt.
- Die Tactra™ Penisprothese

TACTRA™ VERFORMBARE PENISPROTHESE

Nur um sicher zu gehen, dass wir jeden Mann und seine persönliche medizinische Notlage abdecken: Ich wurde vom Penisdoktor darüber aufgeklärt, dass es eine Prothesenart gibt, die er gerne in komplizierteren Gesundheitssituationen einsetzt. Dieses erstaunlich simple Gerät kommt den Männern zugute, die an Krankheiten wie Parkinson oder vielleicht sogar an

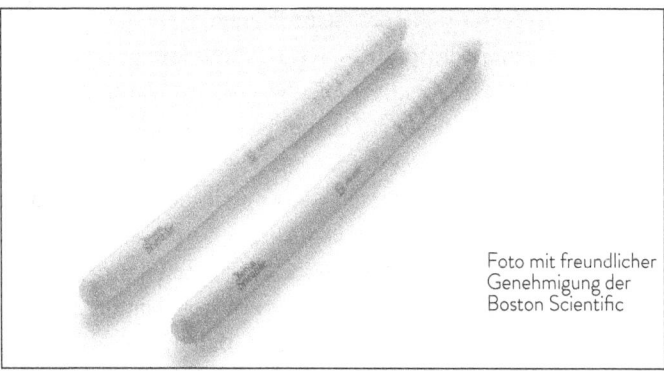

Foto mit freundlicher Genehmigung der Boston Scientific

Lähmungen leiden, die die Feinmotorik einschränken. Wenn die Hand zittert oder sich nicht so bewegt, wie man will, dann ist dies die einfachere Option einer Penisprothese, mit der man die Vorteile eines medizinischen Geräts genießen kann, um die gewünschten Erektionen zu erreichen. Die halbstarre oder verformbare Penisprothese wird Tactra™ genannt. Die Tactra™ Penisprothese kann durch den Arzt leicht eingesetzt werden und ist auf Langlebigkeit ausgelegt. Sie bietet den Patienten sowohl eine ausgezeichnete Steifheit als auch eine zuverlässige Tarnung in einem Gerät, das sich natürlich anfühlt.

Diese Prothese ist immer starr, so dass der Patient sie nicht verformen muss. Sie wird implantiert und der Penis ist immer erigiert. Das hat meine Neugierde nun völlig geweckt und ich musste eine weitere Frage stellen. Wie zieht der Patient seine Unterwäsche an oder mischt sich unter die Leute, ohne dass seine Erektion bemerkt wird? Der Penisdoktor hat immer eine Antwort parat. Die halbstarre Penisprothese ist verformbar, und man kann sie einfach in die gewünschte Position bringen. Ich musste einen Moment lang innehalten und darüber nachdenken, um mir ein

Bild davon zu machen, wie das tatsächlich funktioniert. Ich dachte sofort an biegsames Spielzeug, ähnlich wie die Gumbyfigur aus Knetmasse.

Der Penisdoktor sagte, dass seine Patienten sehr zufrieden mit den angebotenen Penisprothesen waren und ihm gesagt haben, dass die Geräte ein effektiver Weg waren, um wieder loslegen zu können. Wenn die Party vorbei ist und es an der Zeit ist, das Gerät wieder in eine weniger auffällige Position zu bringen, kann die Luft ganz leicht rausgelassen werden oder es kann wieder in den schlaffen Zustand zurückversetzt werden, sodass man sich wieder seinem Tagesgeschäft widmen kann. Mit den Geräten, die über eine Kochsalzlösung verfügen, kann man sogar den Entleerungsprozess beschleunigen, indem man den Penis zusammendrückt und die Kochsalzlösung zurück in das Reservoir befördert. Das mag zwar schmerzhaft klingen, ist es aber nicht und wird mit der Zeit zu einer alternativen Lebensweise.

Die Idee eines Reservoirs im Körper des Mannes als Bestandteil verschiedener Modelle von Penisprothesen warf bei mir die Frage auf, wie oft man das Reservoir aufgrund der Verdunstung der Kochsalzlösung auffüllen musste. Gemäß der Aussage des Penisdoktors muss man es offenbar nur einmal tun und das reicht dann für etwa 10 Jahre. Man kann sich das so ähnlich wie ein Brustimplantat vorstellen, bei dem das Reservoir aus Silikon besteht, das mit Kochsalzlösung gefüllt und sehr widerstandsfähig ist. Wir alle haben eine Vorstellung davon, wie viel man mit Brustimplantaten verändern kann, also kann man jetzt einfach denselben Gedankengang auf die Penisprothese anwenden. Das ist es, was dieses Buch so unterhaltsam macht!

Nach weiterführenden Überlegungen und dem Verständnis, dass Penisprothesen aufgrund einiger der verwendeten Materialien den Brustimplantaten ähnlich sind, hatte ich eine weitere Frage an den Penisdoktor. Läuft die Kochsalzlösung aus den Reservoiren jemals aus? Wenn ja, wie würde man merken, dass das Reservoir der Penisprothese undicht ist, da es sich ja im Körper befindet? Die Antwort ist, dass es möglich ist, da ähnliche Materialien wie bei Brustimplantaten verwendet werden. Bei einer Penisprothese ist die undichte Stelle häufig an den Rohren. Es ist so leicht zu identifizieren wie ein flaches Brustimplantat, denn wenn man versucht, seine Prothese aufzupumpen und hört, dass „Luft" rausströmt, könnte man an dieser Stelle genauso gut den Astronauten Jim Lovell zitieren, der sagte: „Äh, Houston, wir haben ein Problem."

Man weiß genau, wann sie defekt ist, und dann ist der Zeitpunkt gekommen, den Urologen aufzusuchen, da die Penisprothese herausgenommen und ersetzt werden muss. Bei dieser misslichen Lage und dem Preis fragte ich mich, ob es auf diese Geräte eine Garantie gibt wie auf einen guten Reifensatz. Doch, die gibt es! Diese Geräte haben eine Garantie von einem Jahr. Mein Rat an alle Nutzer dieser hervorragenden Geräte ist, sie im ersten Jahr so viel wie möglich einzusetzen, damit alle Bestandteile ihr Geld wert sind und die entsprechende Laufleistung haben, bevor die Garantie verfällt.

Wenn der Penisdoktor eine aufblasbare Prothese für seine Patienten anfertigen lässt, dann wird er als aller erstes gebeten, „eine größere" herzustellen. Jeder, der dieses Buch liest, möchte wissen, ob das möglich ist. Die Gesellschaft verlangt fast schon, dass der Penis eines Mannes so groß sein muss wie es nur geht. Ich habe diese soziale Norm nie wirklich verstanden, bis ich einen Kerl datete, der den kleinsten Penis hatte, den ich jemals außerhalb meiner Zeit als Babysitterin gesehen habe. Ich wusste sofort, dass der kindliche Penis nichts taugen würde, egal wie schlau der Kerl auch war. Das ist aber eine andere Geschichte, also machen wir lieber weiter.

Der Penisdoktor öffnete mir die Augen, indem er sagte, dass kein einziger Mann mit seiner Größe zufrieden ist. Also habe ich eine weitere, sehr wichtige Frage gestellt. Vergrößerst du ihre Penen? Der Penisdoktor hat diese Antwort für alle seine

Patienten auf brillante Art und Weise ausgearbeitet, indem er ihnen folgendes erzählt: „Ich kann dir nur geben, was Gott dir bereits gegeben hat. Ich bin nicht besser als er. Ich kann ihn funktionsfähig machen, aber seine Größe bleibt gleich, und ich verspreche, er wird funktionieren." Er versicherte mir, dass kein einziger Patient diese Antwort in Frage gestellt hat, und alle waren mit ihr zufrieden.

Als Ehefrau scheint es mir, dass die Quintessenz dieser Diskussion die Tatsache ist, dass eine Erektion erreicht werden kann. Aber ich leugne nicht, dass sich die Neugierde einschleicht und ich anfange, mich zu fragen, wie groß er diesen neuen Penis machen kann! Dies warf eine weitere Frage für den Penisdoktor auf. Welche Größe haben die Prothesen? Natürlich macht mein Ehemann die Angabe in einer metrischen Größe. Ich bat aber um eine visuelle Beschreibung. Wenn man die Penisprothese mit einer Kugel vergleichen würden, wäre es dann wie ein 50er Kaliber? Der Penisdoktor sagte, dass es nicht möglich ist, Penisprothesen mit Kugelkalibern zu vergleichen. Was weiß ich schon von Kugeln? Also stellte ich eine weitere Frage über die jüngsten und ältesten Patienten, bei denen er diese Geräte einsetzte. Ich wollte es wissen, um zu sehen, wie groß das Netz ist, das wir auswerfen können, damit sich die Männer bewusst sind, dass sie Optionen haben. Der jüngste Patient des Penisdoktors mit einer Penisprothese war Mitte 30 und sein ältester Patient war über 90. Die Operationen wurden durchgeführt, nachdem alle präoperativen Voraussetzungen erfüllt waren. Beide Patienten waren sehr glücklich.

Der Penisdoktor berichtete, dass, wenn ein Patient am Anfang nicht in der Lage war, Sex zu haben, und dann wieder Sex haben konnte, dann war er der glücklichste Mann auf diesem Planeten. Nun, als die Ehefrau und Assistentin des Penisdoktors kann ich euch versichern, dass diese Geräte funktionieren. Woher ich das weiß? Nun, erstens sind nicht alle Besitzer einer halbstarren Penisprothese in der Lage, ihre Waffe richtig einzusetzen. Der

Penisdoktor versicherte mir, dass sich diese Fähigkeit mit der Zeit verbessert. Egal in welchem Restaurant wir sitzen oder an welcher Veranstaltung wir in unserer Kleinstadt teilnehmen, einer seiner Patienten wird mit Sicherheit auftauchen und meinem Mann fest die Hand schütteln, gefolgt von einer Umarmung und einem riesigen Lächeln. Das ist dann der Zeitpunkt, an dem ich mich schnell aus dem Staub machen und etwas anderes finden muss, weil das Gespräch direkt auf den Penis gelenkt wird. Wenn ich nicht entkommen kann, konzentriere ich mich sehr intensiv auf das Kunstwerk im Raum, um meine Aufmerksamkeit vom Nutzer einer Penisprothese abzulenken. In unserem Bekanntenkreis ist dies ein Branchenrisiko, wenn wir in der Öffentlichkeit sind. Der Patient wird weitermachen und erzählen, wie er eine Erektion erreicht hat. Als nächstes kommt der Zeigefinger zum Vorschein und der Patient zeigt oft den Winkel oder den Grad der erreichten Erektion mit einem riesigen Lächeln auf den Lippen. Übrigens, sie sprechen meinen Mann nie an, wenn ihre Frau mit dabei ist. Ich habe den Grund hierfür noch nicht herausgefunden. Die Ehefrau ist wahrscheinlich genauso schüchtern wie ich, da sie das beabsichtigte Ziel dieser neu erlangten Erektion ist.

Also, meine Herren, Sie sind mit diesem Thema nicht allein. Der Penisdoktor hat im Laufe der Jahre von Tausenden seiner sowohl männlichen als auch weiblichen Patienten so viele Geschichten darüber gehört, wie urologische Probleme Beziehungen sowohl positiv als auch negativ beeinflussen. Der Penisdoktor würde Sie ermutigen, sofort zu Ihrem Urologen zu gehen und um Hilfe zu bitten, damit Ihre Lebensqualität verbessert werden kann. Und dazu gehören junge (und ältere) Männer, die Diabetes oder Bluthochdruck haben. Überraschenderweise können diese Probleme Ihr Sexualleben und Ihre Beziehungen beeinflussen, und Sie sollten sofort einen qualifizierten Urologen aufsuchen, um das emotionale Leiden, das auftreten kann, zu verringern.

9

DIABETES UND EREKTILE DYSFUNKTION

Fühle dich gut und befreit

Als die Ehefrau des Penisdoktors wollte ich verstehen, warum in aller Welt Diabetes Erektionen beeinflussen kann. Wird Diabetes nicht durch Blutzuckerprobleme verursacht? Ich habe die Verbindung zwischen Blutzucker und Erektionen nicht herstellen können. Offensichtlich gibt es eine große Verbindung zwischen den beiden. Diabetes blockiert die Arterien, die beim Penis viel kleiner sind. Daher ist er in der Regel der erste Teil des Körpers, der von der Unterbrechung des Blutflusses betroffen ist. Mit diesem Wissen ist es leichter nachzuvollziehen, warum diese Kategorie im Laufe der Zeit zugenommen hat und in bestimmten Bevölkerungsgruppen jünger Männer, die als Kind oder Jugendlicher mit Diabetes diagnostiziert wurden, stärker vertreten ist.

Ich erkannte in all meinen Jahren als Ehefrau des Penisdoktors, dass ich nie von einer Mutter angesprochen wurde, die darüber besorgt war, dass ihr junger Sohn dem Risiko einer erektilen Dysfunktion ausgesetzt war. Mir wurde klar, dass Mütter normalerweise nicht so weit denken. Wenn wir anfangen würden, die Eltern über die Auswirkungen von Ernährung und Fettleibigkeit aufzuklären und wie sie sich auf das Leben ihres

Sohnes in Bezug auf seine Leistungsfähigkeit auswirken können, dann würde es sicher die Aufmerksamkeit der Väter auf sich ziehen. Und es könnte eine mögliche Welle auslösen, die stark genug ist, um Jugendlichen Diabetes und seine Auswirkungen auf die sexuelle Funktion als Erwachsener nahezubringen.

Also, hören wir einen kurzen Vortrag über die beiden Arten von Diabetes. Das Konzept von Blutzucker und Hämodynamik hilft dabei, zu verstehen, warum es bei Diabetikern häufig zu einer erektilen Dysfunktion kommt. Es gibt Typ-1- und Typ-2-Diabetes. Typ-1-Diabetiker haben das höchste Risiko für Impotenz, da sie häufig mit Komplikationen wie Nierenversagen und Herzerkrankungen einhergeht. Da die Typ-1-Diabetes schon in den jungen Jahren beginnt, können diese Männer eine höhere Inzidenz von erektiler Dysfunktion haben. Generell gilt: Je länger der Patient an Diabetes erkrankt ist, desto höher ist das Risiko für erektile Dysfunktion. Es ist sogar noch häufiger, dass diese jungen zuckerkranken Männer ihre Partner aufgrund dieses Problems verlieren, und das ist es, was sie dazu veranlasst, sich in Behandlung zu begeben. Typ-1-Diabetes ist ein tragisches Gesundheitsproblem von Jungen, die als Kind oder Teenager zuckerkrank wurden. Die 25-jährige Praxiserfahrung des Penisdoktors zeigt, dass diese jungen Menschen mit 20 oder 30 Jahren impotent werden können.

Wenn diese jungen Patienten oder Männer mit erektiler Dysfunktion zu ihm kommen, verstehen sie oft nicht, dass ein gesundheitliches Problem die Ursache dafür sein kann. Die meisten Männer werden sich selbst die Schuld geben oder frustriert oder verärgert darüber sein, dass sie nicht in der Lage sind, Leistung zu erbringen. Sie erkennen nicht, dass die erektile Dysfunktion nichts mit ihnen zu tun hat, sondern mit ihrer gesundheitlichen Vorgeschichte. Der Penisdoktor betont immer, wie wichtig es ist, seinem Patienten zu sagen, dass er noch nie einen männlichen Diabetiker getroffen hat, der keine erektile Dysfunktion hatte. Den Beobachtungen und Erfahrungen des Penisdoktors zufolge gibt es außer einer aufblasbaren Penisprothese nichts, was ihnen zu einem späteren Zeitpunkt helfen kann. Das ist eine gute Lösung für eine herausfordernde gesundheitliche Vorgeschichte.

Auch Typ-2-Diabetiker bleiben von einer erektilen Dysfunktion nicht verschont. So wie es aussieht ist die Dauer der Diabetes ausschlaggebend für das Auftreten einer erektilen Dysfunktion. Nehmen wir an, du bist 35 Jahre alt und hast nun Typ-2-Diabetes entwickelt. Du hast womöglich bereits die ersten Symptome einer erektilen Dysfunktion. Darüber hinaus sind Diabetes und erektile Dysfunktion bei jüngeren Männern deutliche Hinweise auf ein mögliches zukünftiges Herzproblem. Laut Aussage des Penisdoktors ist es sehr wichtig, dass du deinen Allgemeinarzt darüber in Kenntnis setzt, dass bei dir bereits Erektionsstörungen auftreten. Dann kann er oder sie deinen Cholesterinspiegel und dein Blutbild untersuchen, dir die notwendigen Medikamente verabreichen und dich zu einer gesünderen Lebensweise ermahnen. Bitte deinen Hausarzt, mit dem Monitoring deines Bluthochdrucks und Cholesterins zu beginnen und folge den Anweisungen, um diese Dinge unter Kontrolle zu halten. Diese Vorgehensweise kann das Risiko einer erektilen Dysfunktion mindern, vorausgesetzt du gehst regelmäßig zum Arzt und befolgst seinen Ratschlag.

10

IST ES KALT DRAUSSEN ODER SCHRUMPFEN SIE TATSÄCHLICH?

Illusionen sind nur im Kopf

Nun, wenn es nicht das eine ist, ist es etwas anderes. Du warst möglicherweise bis zu einem bestimmten Ausmaß von der erektilen Dysfunktion bereits betroffen und in deinem Kopf spielten sich plötzlich alle möglichen Horrorszenarien ab. Doch während du nachdachtest, wurdest du plötzlich todmüde und hast dich gewundert, warum das mitten am helllichten Tag passiert. Oder noch schlimmer, du hast absolut keine Lust auf Sex.

Es stellt sich heraus, dass du einer der vielen Männer sein könntest, die an schrumpfenden Hoden leiden oder, wie der Penisdoktor es eigentlich nennen würde, an „Testosteronmangel". Das sind die wiederkehrenden Werbespots, die man im Fernsehen sieht, in denen sie ihm den Spitznamen „Low T" verpassen. Das ist die coole Art zu sagen, dass du eine verringerte Libido hast. Nach Meinung des Penisdoktors hat sich unter den Männern eine „Low T"-Seuche ausgebreitet. Im Durchschnitt untersucht er 10 Männer pro Woche, die zu ihm kommen, weil sie keine Lust auf Sex haben. Dies betrifft besonders die Ü30-Männer.

Wegen Werbespots wie die mit Frank Thomas, dem berühmten Baseballspieler, der seine Erfahrungen mit einem natürlichen

Wundermittel zur Verbesserung der Lustlosigkeit teilt, scheint es, als sei die Allgemeinheit etwas mehr über das Thema informiert ist.

Low T kann bereits mit Anfang 30 auftreten, aber viel wahrscheinlicher mit Anfang 50. Wenn du bereit bist, auf deinen Körper zu hören, wird er es dir signalisieren, und das ist deine Gelegenheit, etwas daran zu ändern. Wenn es um Testosteronprodukte geht, werdet ihr Glückspilze froh sein, wenn ihr erfahrt, dass ihr nicht nur von einer Erektion profitieren könnt, die euren Koffer tragen kann, sondern auch von einem verbesserten Stoffwechsel, einem gesünderen Herzen und einer besseren Gehirnfunktion. Du wirst so stark wie ein Krieger auf dem Schlachtfeld und bereit sein, es mit der Welt aufzunehmen. Klingt zu schön, um wahr zu sein, aber es ist tatsächlich so.

Die American Sexual Society of North America und die American Urological Society empfehlen Testosteronwerte im Bereich von 300 und 950. Es wird empfohlen, den Testosteronspiegel auf einem normalen Niveau zu halten, wobei 400 bis 500 optimal ist. Dieser Optimalwert erhöht dein Energieniveau, löst deine Stoffwechselprobleme und steigert das allgemeine Wohlbefinden. Testosteron steigert nachweislich die Denkleistung, die Konzentration, das Wohlbefinden und das Glücksempfinden.

Du kannst dich ein wenig entspannen und aufhören, in Panik zu geraten, weil du vielleicht eine Penisprothese brauchst. Allerdings musst du zu deinem Urologen gehen, damit der Arzt deinen Testosteronspiegel mittels eines einfachen Bluttests überprüfen kann. Nun, ich weiß, du denkst, du kannst zu deinem Hausarzt gehen und dort das Gleiche machen lassen. Denk jedoch daran, dass ein Urologe nicht nur darin geschult ist, die Ergebnisse deines Testosteronspiegels zu untersuchen, sondern auch darin, sehr spezifische Fragen zu stellen, um andere mögliche Männerprobleme auszuschließen. Ich bin sicher, dass gerade deine Fantasie mit dir durchgeht und du dir vorstellst, was diese anderen Probleme sein könnten. Genau deshalb solltest du mit dieser speziellen Frage zu einem Urologen anstatt zu einem Hausarzt gehen.

Low T hat mehrere Symptome, und sie können entweder so unauffällig sein wie ein mürrischer alter Mann, oder sich in einer erektilen Dysfunktion manifestieren. Testosteron ist ein sehr wichtiges Hormon für Männer, und wenn es aus dem Gleichgewicht ist, macht es einfach keinen Spaß mehr, sich einen runterzuholen. In der Tat kann ein niedriger Testosteronspiegel sogar die Penissensitivität mindern und es noch schwieriger machen, die Ehrenrunde zu drehen und den begehrten Orgasmus zu erreichen. Nun, wenn du dich fragst, warum du nicht mehr so stark ejakulierst, kann Low T der Grund hierfür sein. Es schindet Eindruck, wenn man seinen Lebenssaft hinterlässt, und es bestätigt eure Männlichkeit und Virilität in der Gesellschaft. Wenn du diese leichten Veränderungen bemerkst, kannst du dich ein wenig entspannen, denn der Penisdoktor existiert aus einem bestimmten Grund, nämlich um deinen Penis zu reparieren.

Nun, als die Ehefrau des Penisdoktors habe ich meinen Mann dieses Thema bis zum Erbrechen diskutieren hören. Aber ich war auch der Empfänger von Low T und würde mich jetzt als eine gebietskundige Ehefrau bezeichnen. Ich kann viele der Symptome, die mein Mann beschrieben hat, bestätigen. Ich bin ziemlich sicher, dass ich bei ihm sehr unbeliebt sein werde, wenn er dies erfährt, aber der Grund für mein übertriebenes Mitteilungsbedürfnis ist, dass ich die Leser wissen lassen will, dass der Penisdoktor mit den gleichen Problemen zu kämpfen hatte, mit denen sie sich auseinandersetzen müssen.

Ich bemerkte, dass der Penisdoktor ein wenig mürrisch und müde geworden war. Ich bemerkte auch, dass er Schwierigkeiten hatte, eine Erektion aufrechtzuerhalten. Nun, als die heiße Ehefrau war ich mir sicher, dass meine Attraktivität in irgendeiner

Weise nachgelassen hatte und sich negativ auf unser Bettleben auswirkte. Das ging eine Zeit lang so weiter und hat ganz klar einige Spuren in unserer Ehe hinterlassen. Da ich mit dem „Penisdoktor" verheiratet war, konnte ich nicht glauben, dass wir diese Probleme hatten. Das dürfte normalerweise nur seinen Patienten passieren. Man darf nicht vergessen, dass ich keine Ärztin bin, also wusste ich nicht, was ich tun sollte. Ich habe das Thema nicht einmal angesprochen. Ich tat so, als ob mein Mann immer noch der heißeste Mann der Welt sei und versuchte, seine Frustration und seinen Stress zu ignorieren. Ich wusste, dass er die Lösung irgendwo in seinem schlauen Hirn parat hatte. Ich habe mich darauf verlassen.

Die Zeit verstrich und ich fing an zu glauben, dass es seine Blutdrucktabletten waren, da er die Medikamente wechselte, um den Blutdruck unter Kontrolle zu halten. Die Zeit schritt voran und plötzlich hörte ich jeden Morgen ein neues Geräusch im Badezimmer. Es war ein geheimnisvolles Geräusch, als ob er jeden verdammten Morgen mit einem Spielzeug spielte. Bald erfuhr ich, dass der Penisdoktor einen pharmazeutischen Ansatz für sein Low T-Problem gewählt hatte. Im Laufe der Zeit waren diese zwei seltsamen Schnalzgeräusche jeden Morgen die lautesten Geräusche, die ich je gehört habe.

Ich erfuhr, dass er nun eine gemischte Version der Testosteroncreme auftrug. Ich bemerkte einige großartige Veränderungen bei meinem Mann. Das Beste war zunächst die Tatsache, dass er weniger mürrisch war. Ein mürrischer Mann ist einfach nicht sexy. Wenn Sie Sex haben wollen, meine Herren, dürfen Sie nicht mürrisch sein. Dann bemerkte ich, dass der Penisdoktor mehr Energie hatte. Diese Kombination aus nicht mürrisch sein und mehr Energie haben, brachte uns an einen Punkt zurück, an dem alles andere überschaubar und etwas angenehmer war. Die nächste großartige Sache, die zum Vorschein kam, während das morgendliche Schnalzen fröhlich weiter ging, war die Tatsache, dass mein Mann es im Bett wieder geschaukelt bekommen hatte und die Ehe wieder Spaß gemacht hatte. Ich wusste, dass er sich wieder gut fühlte, denn er würde morgens aufwachen und sich wie ein König fühlen.

Ich kann nun bestätigen, dass Low T, oder genauer ausgedrückt „Hypogonadismus", die Lebensqualität von Männern und ihren Partnern deutlich reduzieren kann und es auch tatsächlich tut. Ich habe gesehen, wie der Penisdoktor darunter gelitten hat. Glücklicherweise war er auf diesem Gebiet sehr gut ausgebildet und hatte Praxiserfahrung, sodass er rechtzeitig eine Lösung fand, bevor es zu Hause weitere Probleme verursachte.

Zusätzlich zu der Ehe kann Low T auch negative Auswirkungen auf den Job haben. Das liegt daran, dass es schwierig ist, jeden Tag auf Arbeit zu gehen, wenn man ständig müde und gereizt ist.

Jetzt, wo du die Doppelschnalz-Wundercreme kennst, ist es gut zu wissen, dass es noch weitere Alternativen gibt, die du mit deinem Urologen besprechen kannst. Testosteron kann deinem Körper auf verschiedene Weise zugeführt werden, unter anderem durch Cremes, transdermale Pflaster, topisches Gel, Tabletten, implantierbare Pellets oder Injektionen. Es gibt so viel von diesem rezeptpflichtigen Zeug auf dem Markt, dass es keinen Grund gibt, noch länger zu leiden. Jede Art der Testosteronlieferanten funktioniert und wird hauptsächlich wegen der Kostenübernahme durch die Versicherung gewählt. Und jede Methode hat Vor- und Nachteile, aber das Einzige, was wirklich zählt, ist, wie man sie dosiert. Man muss seine Testosteronwerte im ersten Monat überprüfen, um zu kontrollieren, ob sie sich normalisiert haben und um die Dosis entsprechend anzupassen. Danach reicht es, wenn man sich alle sechs Monate untersuchen lässt. Das ist Pflicht!

Diese Folgetermine sind sehr wichtig, da eine Testosterontherapie Nebenwirkungen haben kann. Wenn man seine Werte alle sechs Monate überprüfen lässt, dann kann der Urologe das PSA (prostataspezifisches Antigen), das Blutvolumen und den

Testosteronspiegel ebenfalls überprüfen, um sicherzustellen, dass alles in Ordnung ist.

Da ich mit dem Penisdoktor verheiratet bin, war mein Vater der glückliche Empfänger einer exzellenten medizinischen Versorgung in Bezug auf seinen Low T. Mein Mann untersuchte meinen Vater und schlussfolgerte, dass er aufgrund des Low T erschöpft und geistig benebelt war. Der Penisdoktor hatte recht: Das Testosteron meines Vaters lag bei 178, was alles erklärte.

Mein Vater begann sofort mit der Anwendung der Doppelschnalz-Wundercreme, und innerhalb eines Monats wurde er wieder zum Leben erweckt. Er kehrte zurück, um einen Bluttest zu machen, und erzielte eine perfekte 325. Der Penisdoktor schickte meinen Vater nach Hause, um sein Golfspiel und sein Leben mit meiner Mutter fortzusetzen. Ungefähr fünf Monate später erzählte mir meine Mutter, dass mein Vater sehr schnippisch und mürrisch war, und sie fragte sich, ob er entweder dement wurde oder leichte Schlaganfälle hatte. Das hatte ich mich auch schon gefragt. Mein Vater ist so ziemlich der netteste Mann der Welt. Er ist ein sehr fröhlicher, munterer Ire, der allen nur Nettes zu sagen hat. Dieses neue schrullige Verhalten passte nicht zu ihm.

Eines Tages war unser wunderbarer Gärtner Moses im Haus meines Vaters, um seine übliche Arbeit zu erledigen. Moses liebte meine Eltern und kümmerte sich um sie und ihren schönen Hof. An diesem ungewöhnlichen Tag rief mich Moses an und klang am Telefon ziemlich verzweifelt. Er sagte mir, er sei sich sicher, dass mein Vater einen Schlaganfall hatte. Ich fragte ihn, wie er darauf kam. Moses erzählte mir, dass kurz nachdem er den Gehweg vor dem Haus gekehrt hatte, mein Vater zur Vordertür herauskam und Moses anschnauzte, dass er ein Stück „beschissenes Papier" übersehen hatte und dass er „diese Scheiße aufheben" sollte. So verhält sich mein Vater normalerweise überhaupt nicht. Als Moses mir das erzählte, war auch ich mir sicher, dass mein Vater einen leichten Schlaganfall hatte. Ich rief meinen Ehemann sofort an und sagte ihm, was los war. Mein Mann fing an zu kichern. Ich fragte ihn, was daran so lustig war. Er sagte, ich solle meinen Vater in seine Praxis bringen, damit er seinen Testosteronspiegel mittels eines schnellen Bluttests überprüfen kann. Der Testosteronspiegel meines Vaters lag bei 1.028! Heiliger Bimbam!

Ich fragte den Penisdoktor, was er meinem Vater angetan hatte und warum seine Werte so hoch waren. Er sagte mir, dass ein geringer Prozentsatz der Patienten das Testosteron übermäßig absorbiert. Es stellt sich heraus, dass unsere Familie „drogenabhängig" ist und wir leichter zur Überdosis neigen als der Durchschnittsmensch. Wir verwenden also nur etwa ein Viertel der Dosis eines Durchschnittsmenschen. Meinem Vater wurde das Testosteron für etwa zwei Wochen entzogen und seine Dosierung neu angepasst. Mein Vater ist heute 91 Jahre alt, verwendet die Doppelschnalz-Wundercreme weiterhin und schlägt immer noch 18 Golfbälle an vier Tagen in der Woche.

11

DIE PROSTATA, AUCH BEKANNT ALS „DER TRICKBETRÜGER"

Stärke ist eine untertriebene Tugend

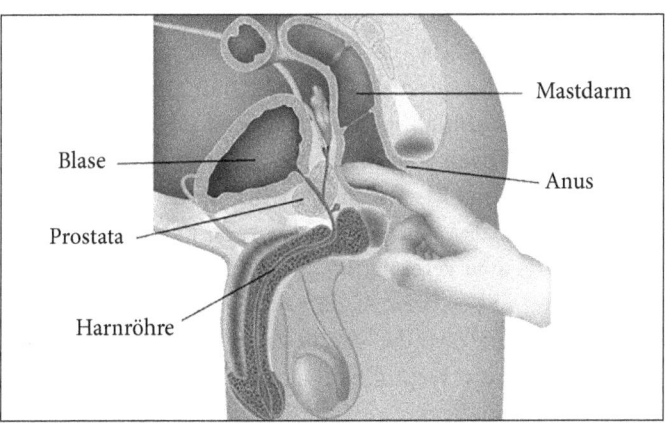

https://www.myprostatecancercoach.org/-/media/MPCC/DRE png?h=404&w=500&la=en-US

REFERENZ

Oncotype DX® ist eine eingetragene Marke der Genomic Health, Inc.

Die Prostata ist ein interessantes Thema, und obwohl die meisten Männer bei „Pinkel"-Witzen lächeln oder lachen werden, ist in ihrem tiefsten Inneren eine Angst vorhanden, über die sie mit niemandem sprechen möchten. Laut der Aussage des Penisdoktors vergeht dem männlichen Patienten das Lachen, wenn er in seine Praxis kommt, und das letzte, was er hören möchte, ist ein

Pinkelwitz. Dies ist kein freiwilliger Besuch und das letzte, worüber er sprechen möchte, ist seine Prostata.

Die meisten Menschen wissen nicht, wofür die Prostata eigentlich gut ist und wie sie die Pinkelfähigkeit eines Mannes beeinträchtigen kann. Die Prostata ist eine walnussgroße Drüse an der Basis der Blase eines Mannes. Sie umgibt die Harnröhre, die als Schlauch fungiert, der die Blase mit der Harnröhrenöffnung verbindet, sodass der Harn problemlos abfließen kann. Der Hauptzweck der Prostata ist die Produktion einer Flüssigkeit, die die Spermien des Mannes während des Samenergusses transportiert und so jedes Mal eine perfekte Ejakulation gewährleistet. Stell dir nun vor, dass die Prostata, die die Harnröhre umgibt, immer größer wird und im Wesentlichen die Harnröhre abdrückt. Pinkeln wird zu einem Akt und man merkt, dass es Zeit ist, zum Urologen zu gehen.

Wenn ein Mann an diesen Punkt kommt, hat er so viele Schwierigkeiten beim Pinkeln oder bei der Blasenentleerung, dass er davon überzeugt ist, dass dies der Beginn von Prostatakrebs sein muss. Deshalb brauchen Männer so lange, um den Termin beim Urologen zu vereinbaren. Es ist nicht nur peinlich und erniedrigend zu beschreiben, dass das Pinkeln sich anhört, als würde man Steine über die Oberfläche des Sees springen lassen oder dass man das Gefühl hat, die Blase zu entleeren sei ein Ding der Unmöglichkeit. Hinter all diesem Gespräch kann möglicherweise Prostatakrebs aufgedeckt werden.

Nun, um dieses Gespräch in Bezug auf alle Dinge, die mit „Prostata" zu tun haben, richtig zu beginnen, möchte ich darauf verweisen, wen ich „Den kleinen Trickbetrüger" nennen werde. Ich wählte diesen Namen, weil der Penisdoktor sagte, es gäbe KEINERLEI Anzeichen für Prostatakrebs, es sei denn, er ist bereits im fortgeschrittenen Stadium. Hast du mich verstanden? KEINERLEI Anzeichen für Prostatakrebs im frühen Stadium. Und, wenn man den Urologen erst bei Gewichtsverlust oder Knochenschmerzen aufgesucht hat, dann ist es wahrscheinlich schon zu spät.

DIE PROSTATA, AUCH BEKANNT ALS „DER TRICKBETRÜGER"

Dieser walnussgroße Bestandteil der Anatomie, der im männlichen Körper vorhanden ist, ist ein wahrer Trickbetrüger. Ich würde es mit einer unberechenbaren Frau vergleichen. In dem einen Moment ist sie diejenige, die dir die Bestätigung gibt, dass du immer noch der Größte bist, und dann hintergeht sie dich und haut mit der Hälfte deiner Sachen ab. Du hast es nicht einmal kommen sehen. Es kommt auf dich zu wie die rechte Faust eines Boxweltmeisters im Schwergewicht.

Symptome einer Harnwegsinfektion können einer der allerletzten Indikatoren für Prostatakrebs sein. Das ist dann auch der Zeitpunkt, an dem die meisten Männer endlich diesen Termin vereinbaren. Die konventionelle Art Prostatakrebs zu bestimmen, ist eine isolierte Betrachtung eines prostataspezifischen Antigens, oder PSA. Ein einfacher Bluttest ist immer noch ein sehr wichtiger Teil der urologischen Untersuchung, auch wenn man sich nicht allein darauf verlassen kann, dass er die Probleme ans Tageslicht bringt. Tut mir leid, dass ich euch allen da draußen die Nachricht überbringen muss. Während der einfache Bluttest gute Ergebnisse liefert, muss er auch durch die berühmte digital-rektale Untersuchung ergänzt werden. Laut dem Penisdoktor ist eine digital-rektale Untersuchung in Kombination mit PSA eine eindeutige Möglichkeit, um das Vorhandensein von Prostatakrebs zu bestätigen oder abzulehnen. Mache dir aber noch keine allzu großen Hoffnungen. Vergiss nicht, wir haben es mit einem Trickbetrüger zu tun. Dieser walnussgroße Schuft kann selbst mit einem normalen PSA und einer digital-rektalen Untersuchung unentdeckt bleiben! Das liegt daran, dass PSA ein Protein ist, das sowohl von normalen als auch von bösartigen Zellen der Prostata produziert wird.

An dieser Stelle würde jeder sagen: „Willst du mich verarschen?!"

12

DIE DREI GÄNGIGEN ARTEN VON PROSTATAKREBS, UM ES EINFACH ZU HALTEN

Versuchen zu verstehen ist bereits ein Anfang

Es gibt im Wesentlichen drei Arten von Prostatakrebs, die als allgemeine Richtlinie gelten. Weil dies kein medizinisches Buch ist, werden wir dich an dieser Stelle nicht mit „Medizinbegriffen" überhäufen. Nachdem mein Ehemann mich mit seinem Wissen über die verschiedenen Arten von Prostatakrebs überhäufte, entschied ich mich, es einfach zu halten und das Thema auf eine Weise zu verallgemeinern, die für Leute wie mich und dich verständlich ist. Nach mehreren Sitzungen und Pfannkuchen im IHOP, kam es mir so vor, als hörte ich den Penisdoktor sagen, dass es generell drei Bösewichte oder Arten von Krebs gibt, mit denen man sich auseinandersetzen muss, wenn die Prostata, auch bekannt als „Der Trickbetrüger", sich entscheidet, Probleme zu machen.

Die drei allgemeinen Arten sind:

1. „Gut differenziert", das als harmlos gilt und höchstwahrscheinlich weniger aggressiv ist und dazu neigt, sehr lang-

sam zu wachsen oder sich auszubreiten. Dies ist häufig bei älteren Personen zu finden.
2. „Mäßig differenziert", der die Merkmale eines gut oder schlecht differenzierten Typens aufweist. Es wird sich abhängig davon verhalten, welches dieser beiden Merkmale im Tumor vorherrschend ist. Man kann also einen mäßig differenzierten Tumor haben, der entweder langsam oder schnell wächst.
3. „Schlecht differenziert" ist einfach nur fies. Das ist der, den jeder Mensch aus gutem Grund fürchtet. Gott sei Dank ist es auch die am wenigsten verbreitete Art von Prostatakrebs.

Bei schlecht differenziertem Krebs besteht die Möglichkeit, dass keinerlei Symptome auftreten und dass man ein normales PSA hat. Es kann aber mit einem der schlimmsten Prostatakrebse enden. Der Grund, warum Prostatakrebs PSA produziert, ist, weil das Gewebe wie Prostatakrebs aussieht, aber in einer größeren Menge vorhanden ist, da es sich schneller vermehrt und mehr PSA produziert. Es ist also atypisch. Bei diesem Typ ist der Krebs so schlimm, dass er nicht mehr wie eine Prostata aussieht und die Zelle so undifferenziert ist, dass sie wie ein Lauffeuer wächst. Es produziert kein PSA und hat nicht die Merkmale einer Prostata, so dass die Leute denken, dass sie keinen Prostatakrebs haben, weil ihr PSA normal ist. Der Trickbetrüger schlägt wieder zu. Aus diesem Grund ist neben PSA auch eine digital-rektale Untersuchung unabdingbar.

Ich habe einen sehr guten Freund, den wir zum Schutz seiner Privatsphäre Mike nennen werden. Er ist ein kluger Kerl und engagiert sich sehr stark in seiner Gemeinde, um die Welt jeden Tag zu einem besseren Ort zu machen. Mike ist ein bescheidener Kerl und ist der stille Machotyp, der sich nie die Mühe machen würde, zu seinem Urologen zu gehen, geschweige denn sich einer digital-rektalen Untersuchung unterziehen zu lassen. Die Jahre vergingen, und als Mike älter wurde, lies er sich nicht mehr sagen, was er zu tun oder zu lassen hatte. Am Anfang fand er, dass der Gang zum Urologen einfach eine peinliche Sache ist. Als er sich dem Alter von 65 Jahren näherte, fing er, wie jeder andere Typ in seinem Alter, auch an, sich über enorme Probleme beim Pinkeln zu beschweren.

Bei Mikes erstem Besuch, um herauszufinden, warum er Schwierigkeiten beim Pinkeln hatte, wollte der Arzt die Gelegenheit nutzen, um seinen PSA-Wert zu überprüfen. Dieser schnelle Bluttest ergab, dass Mikes PSA-Wert 3 war, was als normal galt. Der Bereich für einen normalen PSA-Wert ist 0 bis 4. Im Laufe der Behandlung klärte der Arzt Mike über die Wichtigkeit einer digital-rektalen Untersuchung auf und dass dies der Standard für jeden Mann seines Alters sei müsste. Außerdem wollte der Arzt Mike nicht gehen lassen, ohne dass dieser die Risiken versteht, die damit verbunden sind, wenn man es nicht tut.

Ich bin sicher, dass du schon erahnen kannst, wie die Geschichte ausging. Die digital-rektale Untersuchung zeigte eine steinharte Prostata, welche Mikes Schwierigkeiten beim Pinkeln rechtfertigte. Der Arzt erklärte, dass es wichtig sei, eine Prostatabiopsie zu terminieren, um herauszufinden, warum die Prostata so hart war. Manchmal ist es nur eine harte Prostata und nichts weiter, und es sind keine weiteren Maßnahmen erforderlich. Manchmal kann eine steinharte Prostata aber Krebs sein.

Als der Befund etwa eine Woche später aus dem Labor zurückkam, zeigten die Ergebnisse, dass Mike tatsächlich Prostatakrebs hatte. Der Trickbetrüger schlägt wieder zu. Laut dem Penisdoktor kann er bei 20% der Patienten auftreten.

Die Größe der Prostata ist jedoch keine Indikation für Krebs. Eine normale Prostata wiegt etwa 25 Gramm. Es gibt Patienten, die eine Prostata mit einem Gewicht von bis zu 300

Gramm haben, ohne, dass sie Beschwerden haben und völlig gesund sind. Wenn man das mal ausrechnet. Da sind eine Menge Walnüsse drin. Natürlich musste ich als Ehefrau des Penisdoktors fragen, wie um Himmels willen das große Ding da reinpasst? Der Penisdoktor versicherte mir, dass es bei diesem speziellen Patienten reinpasst. Und natürlich besteht die Möglichkeit, dass man bei seinem Urologen die Größe seiner Prostata mithilfe einer Ultraschalluntersuchung bestimmen lässt.

Also, hier ist der wahre Grund, warum der Trickbetrüger so ein Problem ist. Er macht dem Spitznamen, den ich ihm gegeben habe, alle Ehre. Die Prostata kann eine normale Größe haben und gleichzeitig voll mit Krebszellen, verbunden mit schrecklichen Schmerzen, sein. Oder, man kann eine kleine Prostata ohne Krebs haben und trotzdem schreckliche Schmerzen verspüren. Oder man hat eine Prostata, die 300 Gramm wiegt, keine Probleme macht und man hat keinen Prostatakrebs. Wie so oft und auch in diesem Fall spielt die Größe keine Rolle. Der Trickbetrüger kann in allen Formen und Größen vorkommen und entweder ein guter Typ oder ein böser Typ ohne Symptome oder Indikatoren für sein Stadium sein.

An dieser Stelle sollte man sich die Nummer seines Facharztes für Urologie vor Ort raussuchen.

Wenn es um Prostatakrebs geht, gibt es keine zwei gleichen Patienten. Es gibt mehrere Möglichkeiten, Prostatakrebs zu behandeln. Das sollte man mit seinem Urologen besprechen. Durch Behandlungen wie Bestrahlung, die in Form einer externen Strahlentherapie und Brachytherapie angeboten wird, kann eine Operation vermieden werden. Wenn eine Operation notwendig ist, gibt es zwei Möglichkeiten, die Prostata zu entfernen, die entweder offen oder mithilfe eines Roboters durchgeführt wird. Genau aus diesem Grund muss man sein eigener Detektiv sein und jedes Mittel benutzen, das einem zur Verfügung steht, um gesund zu bleiben. Man sollte nicht so lange warten, bis der Prostatakrebs

Metastasen bildet oder sich im ganzen Körper ausbreitet. Man hat die Wahl, gegen diese Krankheit anzukämpfen, wenn man früh genug handelt. Abhängig vom Krebsstadium, PSA-Wert und Krebsmenge kombiniert mit dem Alter, hat man die Wahl zur „optimalen" Prostatakrebs-Operation. Es kann eine Bestrahlung oder eine Prostatektomie durchgeführt werden, und der Urologe wird mit einem alle Optionen durchgehen, die für die eigene Situation am besten geeignet sind.

Jetzt weißt du, warum ich dieses herausfordernde Organ den Trickbetrüger nenne. Wenn ich Prostata sage, wird jeder Mann „Krebs" hören. Der hartnäckigste Organkrebs bei Männern ist Prostatakrebs. Die Prostata hat eine einfache Rolle in der menschlichen Anatomie, und das ist die Produktion des flüssigen Teils des Ejakulats zusammen mit den Samenblasen, die eine Flüssigkeit absondern, die teilweise aus dem Samen besteht. Der Trickbetrüger ist wie der Mann mit der Aktentasche voller Diamanten, denn er speichert die ejakulierten Spermien und sät die Saat ein Leben lang! Das Herausnehmen der Prostata ist sowohl emotional als auch körperlich schwierig, weil es zu Unfruchtbarkeit führt. Aber du kannst immer noch einen Orgasmus haben, also ist die Party noch nicht ganz vorbei. Halleluja!

Ich hatte noch eine Frage an den Penisdoktor, und es war nur aus reiner Neugier. Ich wollte das minimalste und maximalste Alter der Männer wissen, bei denen er die Prostata entfernen musste. Der jüngste Kerl, den er operiert hatte, war 38 Jahre alt. Das brach mir das Herz. Dem Anschein nach gab es Prostatakrebs in der Familie. Der älteste war 76 Jahre alt.

Das Durchschnittsalter für das Auftreten des Prostatakrebs liegt bei 60 Jahren. Er kann auch schon früher auftreten, abhängig von der Familienvorgeschichte, oder man hat einfach nur Pech. Beim Umgang mit der Prostata ist der Schlüssel zum Erfolg der regelmäßige Besuch beim Urologen, um die Chancen zu erhöhen, diese schreckliche Krankheit zu besiegen.

Nun, nachdem ich all diese Informationen gesammelt hatte, musste ich den Penisdoktor über die Forschungsergebnisse und den Forschungsstand zum Prostatakrebs ausfragen. Ich wollte wissen, ob bei der Suche nach Heilungsmethoden für diese schreckliche Krankheit bereits etwas rausgekommen ist. Wenn der Bluttest, die Symptome und die rektale Untersuchung keinerlei Hinweis auf Prostatakrebs geben können, was wird dann getan, um dieses Gesundheitsrisiko zu minimieren? Der Penisdoktor sagte, dass die Wissenschaft einige Ansätze zur Lösung dieses Problems untersucht, und es werden Hunderte Millionen Dollar ausgegeben, in der Hoffnung, diese Krankheit frühzeitig identifizieren zu können.

Freie PSA (fPSA)-Tests gehören zu den neuesten Ansätzen zur Erkennung von Prostatakrebs, die eins der anspruchsvollsten Ansätze sind, aber auch viele falsch-negative Diagnosen liefern. Es existiert eine andere Methode namens PSA-Anstiegsgeschwindigkeit, die die PSA-Anstiegsrate betrachtet und etwa alle sechs Monate durchgeführt wird. Man misst die PSA-Anstiegsgeschwindigkeit, die im Wesentlichen die Division der PSA durch das Prothesenvolumen bzw. die Größe der Prostata ist. Das gibt eine gewisse Hoffnung für die Krebsdiagnose. Es gibt auch ein „supersensitives" PSA, das mit größerer Wahrscheinlichkeit Krebs erkennen kann. Es gibt noch keine konkreten Beweise, dass es tatsächlich funktioniert und es ist auch noch nicht für alle zugänglich. Es gibt einen Urintest namens PCA3, der ebenfalls verfügbar, aber noch nicht weit verbreitet ist. Du kannst deinen Urologen fragen, welcher Test für dich am besten geeignet ist.

Es gibt zwei häufige Ursachen für einen künstlich erhöhten PSA-Wert. Die erste ist Prostatitis, bei der eine Entzündung der Prostata PSA austreten lässt und einen hohen PSA-Wert liefert. Der zweite Grund für ein künstlich erhöhtes PSA ist, wenn der Patient einen PSA-Test innerhalb von 30 Tagen nach einer

Prostatitis, einem Blasenkatheter oder einer Darmspiegelung durchführen lässt. Sie können der Grund für einen atypischen PSA-Wert sein. Eine Überweisung an einen Urologen aufgrund der vorliegenden Gründe rechtfertigt jedoch keine Prostatabiopsie. Es ist ratsam, dass man 30 Tage abwartet, damit der PSA-Wert wieder auf das ursprüngliche Niveau zurückkehren kann. Wenn er nach 30 Tagen immer noch erhöht ist, dann ist das ein Grund zur Sorge. Wenn er normal ist, dann ist keine weitere Untersuchung notwendig.

Prostatitis ist eine einfache Infektion der Prostata und wird oft vier Wochen lang mit einem Antibiotikum behandelt. Allerdings kann dieser zugespitzte Zustand einem Mann große Beschwerden und Unannehmlichkeiten durch ständiges Wasserlassen bereiten, während er sich gleichzeitig die Frage stellt, ob er Prostatakrebs hat.

Denk daran, der Trickbetrüger kann sowohl symptomatisch oder, wie Harry Potter unter seinem Tarnumhang, symptomfrei sein. Man weiß einfach nicht, womit man es zu tun hat, und deshalb sollte man dem Facharzt für Urologie erlauben, regelmäßig einen PSA-Test und eine digital-rektale Untersuchung durchführen zu lassen.

13

OHNE MIST, MÄNNER LAUFEN AUCH AUS?

Der Realität ins Auge sehen

Also, meine Herren, die Damen haben beschlossen, Ihnen die gleichen Rechte zu geben, wenn es darum geht, sich in die Hose zu pinkeln. Ich wette, das haben Sie nicht kommen sehen! Offensichtlich ist der Trickbetrüger aus dem letzten Kapitel noch nicht fertig. Die Prostata verursacht weiterhin Probleme, die schließlich zu Inkontinenz führen können. Für alle Männer, die sich der Altersgrenze von 60 Jahren nähern oder das Glück haben, diese überschritten zu haben: Das Kapitel ist euch gewidmet.

Das Thema Inkontinenz ist leicht nachzuvollziehen, wenn man an einem gut besuchten Ort wie einem Flughafen Leute beobachtet, während man auf seinen Anschlussflug wartet. Man sitzt da und beobachtet den Verkehr um eine öffentliche Herrentoilette herum. Man wird feststellen, dass ältere Männer, die auf die Toilette gehen, oft das Tempo erhöhen, wenn sie sich der Toilettentür nähern. Aber sie versuchen es so zu machen, dass niemand merkt, dass sie ihre Schritte vergrößern und einen Zahn zulegen. Diese Beobachtung ist der Grund, warum ich mich entschlossen habe, dieses Kapitel zu schreiben.

Normalerweise beginnt das Problem der Inkontinenz oder des Harnverlusts, wenn ein Mann aufsteht und die Schwerkraft die Oberhand gewinnt. Das merke ich bei meinem Vater, der 91 Jahre alt ist und eine Ehrenmedaille verdient hat, weil er es so weit geschafft hat. Wenn er aufsteht, wird er anfangen, etwas anderes zu tun, und ich werde versuchen, ihm ein Gespräch ans Bein zu binden, wenn er an mir vorbeiläuft. Er unterbricht mich höflich und sagt, dass die Schwerkraft das Sagen hat und unser Gespräch warten muss, weil er dem Porzellangott, auch bekannt als „die Toilette", Rede und Antwort stehen muss.

Inkontinenz ist nur ein Symptom und kann nur eins der vielen verschiedenen Ursachen sein, warum man unfreiwillig Harn verliert. Es gibt zwei Haupttypen: Stress und Drang. Dranginkontinenz kann aufgrund einer überaktiven Blase, der Wahl des Lebensstils, des Alters und ohne urologische Eingriffe, die die Sanitäreinrichtung beschädigen, auftreten. Stressinkontinenz ist in der Regel die Folge eines urologischen Eingriffs, wie z. B. eine Prostataoperation, und ist nicht kontrollierbar.

Dranginkontinenz ist, wenn du das Bedürfnis hast, unmittelbar und oft pinkeln zu müssen, morgens, mittags und abends. Unter dieser Voraussetzung dreht sich die Tagesplanung eines Mannes um alle verfügbaren Badezimmer, die schnell zugänglich sein müssen, wenn es pressiert. Dieses Verhalten wurde vom Penisdoktor als Badezimmer-Mapping beschrieben. Es ist nicht ungewöhnlich, dass ein Mann sich tatsächlich in die Hose macht, wenn er es nicht rechtzeitig zur Toilette schafft.

Die möglichen Gründe für eine Dranginkontinenz können auf verschiedene gesundheitliche Probleme wie z. B. Infektionen, eine vergrößerte Prostata, die Unfähigkeit zur vollständigen Entleerung der Blase, oder sogar auf Probleme mit der Harnröhre zurückgeführt werden, die die Harnröhrenöffnung blockieren, sodass der Urin nicht richtig abfließen kann. Vergessen wir nicht die gute alte überaktive Blase (OAB). Das Alter ist ein weiterer möglicher Verursacher von Dranginkontinenz. Sobald man die magische Grenze von 60 Jahren überschritten hat, stehen die Chancen nicht schlecht, dass es bei einem irgendwo tropft. Ein weiterer möglicher Grund für eine Dranginkontinenz kann auch psychischer Stress und falsche Ernährung sein. Das sind alles Dinge, die man beachten muss, wenn man jeden Tag permanent den Drang verspürt, aufs Klo gehen zu müssen. Sowohl Drangals auch Stressinkontinenz beeinträchtigen die Lebensqualität!

Die Stressinkontinenz ist eine Weiterentwicklung der Dranginkontinenz und kann die Lebensqualität sogar noch stärker beeinträchtigen als die Dranginkontinenz. Stressinkontinenz ist am häufigsten bei Frauen verbreitet, kann aber auch bei Männern auftreten und ist nicht kontrollierbar. Die Sanitäreinrichtung ist undicht, wenn man irgendeiner Art von körperlicher Anstrengung ausgesetzt wird. Ein Mann kann sich jedes Mal in die Hose machen, wenn er niest, hustet, lacht, steht oder sogar hebt, schiebt oder zieht. Diese menschlichen Aktivitäten, die zum normalen Alltag gehören, machen es fast unmöglich, einen Tag ruhig und entspannt oder im Kreise seiner Jungs zu genießen. Unfreiwilliger Harnverlust ist nicht nur verdammt lästig, sondern einfach unsexy. Sei nett zu den Frauen in deinem Leben, die an dieser Krankheit leiden. Es betrifft viele von ihnen…

Der Hauptgrund für Stressinkontinenz bei Männern ist, wenn die Prostata infolge eines Prostatakrebs entfernt werden muss. Es gibt noch andere Arten von urogenitalen Operationen, die eine Stressinkontinenz verursachen können. Das ist jede Art von Operation an der männlichen Sanitäreinrichtung. Wenn ein Urologe anfangen muss, an den Dingen da unten herumzudoktern, besteht die Möglichkeit, dass etwas undicht wird.

Es gibt Behandlungsmöglichkeiten sowohl für die Drangals auch für die Stressinkontinenz. Obwohl das ganze Thema ganz schön nervig zu sein scheint, und es auch tatsächlich ist, existieren für Männer tolle Lösungsmöglichkeiten. Bei Dranginkontinenz wird man den Urologen wahrscheinlich dann aufsuchen, wenn man an seine Grenzen der Erschöpfung gekommen ist. Denn Dranginkontinenz ist das Monster, das einen nie schlafen lässt. Das liegt daran, weil dieses Problem rund um die Uhr besteht. Rohre hören nicht auf zu tropfen, nur weil man versucht zu schlafen. Wenn man unter Stressinkontinenz leidet, wird man zwar schlafen, aber sobald man aufwacht und ins Bad geht, wird man mit großer Wahrscheinlichkeit eine Urinspur auf dem Boden hinterlassen und es nicht einmal merken. Beide Formen der Inkontinenz bei Männern erfordern mehrere Toilettengänge.

Die gute Nachricht für Inkontinenz beim Mann ist, dass es heutzutage verschiedene Lösungen für verschiedene Arten und Schweregrade der Inkontinenz gibt. Diese Lösungen reichen von Diät, Blasentraining, Beckenbodentraining, Windeln, Medikamente und sogar Operationen. Ein guter Urologe wird mit dir zusammenarbeiten, um deine Inkontinenzprobleme je nach deiner persönlichen gesundheitlichen Vorgeschichte und deinem Zustand zu beseitigen.

Mal ganz abgesehen davon, warum du permanent den Drang verspürst, aufs Klo gehen zu müssen, oder auf irgendeine andere Art und Weise Urin verlierst: Es ist an der Zeit, dass du den Facharzt für Urologie aufsuchst und diesen Mist endlich löst! Es gibt keinen Grund mehr dafür, warum du deprimiert sein und dich alleine fühlen solltest. Ein guter Urologe bietet dir eine ganze Reihe von Behandlungen an, um dir in dieser extrem schwierigen Situation, die allein in den USA fast 6 Millionen Männer betrifft, zur Seite zu stehen.[1] Sei also wieder der tapfere Mann, der du einst

---

[1] About Incontinence—Contributing Factors—Prostate Problems in Men. The Simon Foundation for Continence. http://www.simonfoundation.org/about_incontinence_contributing_factors_prostate.html., Zugriff 13.September 2016.

warst, und tu was dagegen. Es sind gute Lösungsmöglichkeiten und Millionen von Männern profitieren bereits von diesen Behandlungen. Hol dir die Hilfe, die du brauchst, um endlich etwas Schlaf zu bekommen oder damit aufzuhören, eine Urinspur auf dem Boden zu hinterlassen. Kehre zurück zu deiner Familie und zu deinen Freunden.

14

PENISSTRECKER. ER FUNKTIONIERT!

Tu dein Bestes und bleib standhaft

Im letzten Jahr nahmen der Penisdoktor und ich an der jährlich stattfindenden Tagung der Nordamerikanischen Gesellschaft für Sexualmedizin in Nashville, Tennessee, teil. Wie üblich kamen wir in unserem Hotel an und checkten ein, um nach einem langen Reisetag auf unser Zimmer zu gelangen. Keine 15 Minuten nach unserer Ankunft klopfte es an der Tür. Ich pausierte das Auspacken, um die Tür zu öffnen, und wurde von einem der Hotelpagen empfangen. Er sah mich an, als würde er mich töten wollen und überreichte mir schnell eine Art Messeflyer. Als ich nach unten schaute, um zu sehen, was zum Henker das war, drehte ich es um und stellte fest, dass es ein Flyer einer verbogenen Gurke mit einer Aufschrift und einer „Beule" war. Ich blickte auf, um den Pagen zu fragen, was zum Teufel das war, bemerkte aber, dass er sich bereits aus dem Staub gemacht hat. Ich schaute mir den Flyer erneut an und sah, dass er für die Penisgesundheit warb und auf ein häufig auftretendes Problem, die Peyronie-Krankheit, aufmerksam machte. Kein Wunder also, dass der Page so schnell weg war. Schließlich ist es ziemlich unangenehm, eine gekrümmte Pappgurke mit einer Beule in der Hand halten zu müssen, es sei denn, man nimmt an der jährlichen Konferenz der Nordamerikanischen Gesellschaft für Sexualmedizin teil, wo diese Probleme gelöst werden.

Wenn man den Begriff Penisstrecker hört, dann stellt man sich jene Foltergeräte vor, die im Mittelalter benutzt wurden, wo man jemanden auf eine Streckbank setzte und die Arme und Beine in verschiedene Richtungen zog, um ihn zum Reden zu bringen. Der Penisstrecker ist nichts anderes als „das Gestell". Er wird zur Behandlung der Peyronie-Krankheit verwendet, bei der der Patient unter einer Peniskrümmung mit einer Beule im erigierten Zustand leidet. Diese Krümmung kann sich erst im Laufe der Zeit oder manchmal auch sofort zeigen. Die Peyronie-Krankheit kann den Penis verkürzen und schmerzhafte oder sogar schwache Erektionen verursachen. Dieser Zustand erfordert, dass man so schnell wie möglich zu seinem Urologen geht, denn damit ist nicht zu spaßen.

Jetzt, wo ich deine volle Aufmerksamkeit habe, kannst du deine Beine wieder entkreuzen und weiterlesen. Ich erfuhr von der Peyronie-Krankheit auf dem Highschoolparkplatz durch ein Gespräch mit einer Mutter nach dem Elternabend. Während diese Frau auf mich zukam, blickte sie nervös um sich herum. Da sie um Rat des Penisdoktors bat, ging ich davon aus, dass sie offensichtlich am Ende war. Als sie schließlich zu mir kam, hatte sie offensichtlich nicht nur keine Ahnung, wie sie dieses Gespräch beginnen sollte, sondern war auch ziemlich verzweifelt.

Im Nachhinein ist man bekanntlich immer schlauer, und jetzt weiß ich auch warum. Das Thema eines gekrümmten Penis, der Schmerzen verursacht und das Sexualleben beeinträchtigt, ist auf einem Highschoolparkplatz nicht so leicht zu verdauen. Nachdem ich durch den Penisdoktor über die Peyronie-Krankheit aufgeschlaut wurde, weiß ich jetzt, warum diese Frau gestresst war. Sie fühlte den Schmerz und die Panik ihres Mannes während einer Erektion und dem Versuch, Sex zu haben, und sie war entschlossen, einen Weg zu finden, dies zu beheben.

Als diese Mutter anfing, mir die Penisprobleme ihres Mannes zu beschreiben, wusste ich, dass ich ruhig bleiben musste. Sie erzählte, wie sich seine Erektionen nicht nur nach oben, sondern nahezu nach hinten bogen. Ich erwischte mich dabei, wie ich bei der Beschreibung leicht zusammenzuckte und fragte sie, ob er bei diesem Winkel Schmerzen hatte. Sie bestätigte große Schmerzen und beschrieb weiter, dass sein Penis die Form eines umgedrehten Angelhackens hatte. Er ging gerade nach oben und beugte sich dann nach hinten zu seinem Bauchnabel.

Nachdem diese völlig fremde Person, die ich bisher nur bei Elternversammlungen gesehen hatte, mir all das offenbarte, traute ich mich, eine Frage zu stellen, die ich aus eigener Neugier beantwortet haben wollte. Ich habe sie gefragt, wie sie es schaffte, ihn reinzubekommen. Sie sagte, er würde nicht mehr reinpassen und das sei das Problem. Nachdem ich all die Informationen, die mir diese Dame bereitgestellt hat, verarbeitet hatte, versuchte ich herauszufinden, wie zum Teufel ich dieses ungewöhnliche Problem an meinen Ehemann weitergeben sollte. Ich brauchte mehr Informationen von ihr. In den nächsten 20 Minuten besprachen wir das Penisverhalten ihres Mannes im letzten Jahr und die Arten von Erektionen, die er bekam und wann genau sie begannen, sich in eine Richtung zu biegen, die Schmerzen verursachte und seinen Penis unbrauchbar machte. Was für ein Gespräch!

Ich rief den Penisdoktor von meiner Freisprechanlage aus an und sagte ihm, dass ich etwas Ernstes zu besprechen hätte und dass es etwas ungewöhnlich sei. Ich erklärte das Problem so, wie es mir geschildert wurde. Als ich fertig war, nannte er den Namen der Krankheit und sagte, dass sie anfangs sehr schmerzhaft war. Er sagte mir, diese Dame solle ihren Mann morgen früh in seine Praxis bringen, damit er ihm helfen könne. „Hast du das schon mal gesehen?", platzte es aus mir heraus. „Natürlich", antwortete er. „Ich bin Urologe. Ich beschäftige mich regelmäßig damit."

Ich beendete das Gespräch mit dem Penisdoktor und dachte lange und intensiv über seine Reaktion auf das Problem des gekrümmten Penis dieses Mannes nach. Ich hatte keine Ahnung, dass der Penisdoktor sich mit gekrümmten Penen beschäftigte. Das rückte meinen Penisdoktor-Ehemann in ein ganz anderes Licht. Ich erfuhr so viele seltsame Dinge über den Mann, von dem ich glaubte, dass ich ihn gut kenne. Dann fragte ich mich, warum zum Teufel der Penis des Ehemannes dieser Dame jetzt Teil meiner Realität geworden ist und wie um alles in der Welt ich ihr oder ihm jemals wieder ins Gesicht schauen kann, wenn ich sie das nächste Mal in der Öffentlichkeit sehe.

Die Behandlung der Peyronie-Krankheit ist erfolgsversprechend und umfasst Injektionen mit oder ohne Benutzung von Penisstreckern und/oder chirurgische Eingriffe. Wenn die Peyronie-Krankheit mit einer erektilen Dysfunktion auftritt, ist die Behandlungsmethode eine Penisprothese.

Mir wurde klar, dass das Zusammenleben mit dem Penisdoktor mich in das Intimleben der Menschen eingebunden hatte. Ich wollte das nie wirklich. Ich wollte nur eine großartige Ehefrau und Mutter sein, nicht die Assistenzärztin des „Penis-Teams". Diese Rolle als die Ehefrau des Penisdoktors stellte mich vor Herausforderungen, die ich mir nie hätte vorstellen können. Ich musste meine Erfahrung dazu nutzen, um auf jede urologische Bedrohung, die am Telefon, am Tisch, in der Schule meiner Kinder, im Lebensmittelgeschäft, im Spa, auf dem Golfplatz oder am Flughafen auf mich wartete, mit Diskretion und Freundlichkeit zu reagieren.

Nachdem ich so vielen Menschen und ihren urologischen Problemen, unabhängig von Alter und Ausmaß, zugehört habe, wusste ich, dass ich etwas hatte, das ihnen am Herzen lag. Urologie und Lebensqualität sind voneinander abhängig. Das ist einer der Gründe, warum ich mich entschieden habe, dieses Buch zu schreiben. Jeder kann sich bis zu einem gewissen Grad mit den Sachen, die da unten passieren, identifizieren. Mir wurde auch klar, dass es nur eine Frage der Zeit war, bis ich an der Reihe war.

15

MEINE DAMEN, SIE SIND DRAN

Der Penisdoktor ist spezializiert auf die weibliche Beckenbodenrekonstruktion

Das Wichtigste zuerst! Lasst und den Unterschied zwischen einem Urologen und einem Gynäkologen kennenlernen und verstehen, was ein Urogynäkologe eigentlich macht. Man sollte diese Informationen ebenso gut verstehen wie seine eigene Muttersprache. Ein Urologe beschäftigt sich mit allem, was mit Urin zu tun hat. Bei Frauen umfasst dies die Nieren, die Blase, die Harnleiter und die Harnröhre. Ein Gynäkologe beschäftigt sich mit den Fortpflanzungsorganen, zu denen die Eierstöcke, die Gebärmutter, die Eileiter, der Gebärmutterhals und die Vagina gehören. Oftmals arbeiten ein Gynäkologe und ein Urologe zusammen und „übergeben" den Stab, sobald sie das Fachgebiet des anderen Arztes betreten haben. Ein Urogynäkologe und ein Urologe, der auf die weibliche Beckenbodenrekonstruktion spezialisiert ist, sind für den Umgang mit beiden Organen ausgebildet. Sie sind spezialisiert auf die weibliche Beckenbodenmedizin und rekonstruktive Chirurgie. Diese gilt als eine Subspezialität der Urologie und Gynäkologie und fokussiert sich auf Frauen mit Beckenbodenproblemen.

Urogynäkologen und Urologen, die auf die weibliche Beckenbodenrekonstruktion spezialisiert sind, haben nach Abschluss der Facharztausbildung eine umfangreiche Zusatzausbildung durchlaufen, um sich auf die Diagnose und

Behandlung von weiblichen Beckenbodenerkrankungen zu spezialisieren, zu denen Inkontinenz, Beckenbodensenkung, Beckenbodenschmerzen und eine überaktive Blase gehören. Dem Anschein nach gibt es Urogynäkologen und Urologen, die auf die weibliche Beckenbodenrekonstruktion spezialisiert sind, nicht so oft wie Urologen und Gynäkologen, also sollte man sich schleunigst auf die Suche nach einem machen.

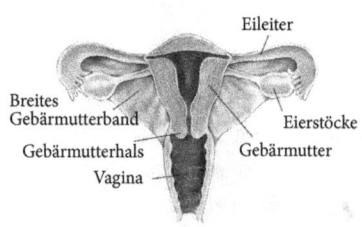

UROLOGISCHE KOMPETENZ
Referenz: http://www.aboutcancer.com/gyn_cancer1_normal.htm

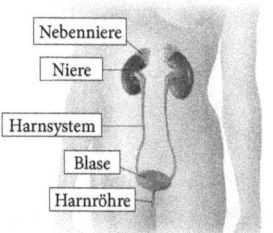

GYNÄKOLOGISCHE KOMPETENZ
Referenz: https://www.mountnittany.org/articles/healthsheets/318

Urogynäkologen & Urologen, die auf die weibliche Beckenbodenrekonstruktion spezialisiert sind
TUN BEIDES

Also, was in aller Welt würde der Penisdoktor uns Damen zu sagen haben? Als ich meinen Ehemann kennenlernte, hatte ich keine Ahnung, was er außerhalb der Armee tat. Bei unserem zweiten Date bei Starbucks fragte ich ihn, was er machte. Er sagte mir, er sei Urologe. Ich fragte: „Was ist ein Urologe?" Er gab mir die fachspezifischste und anatomischste Antwort, die ich je in meinem Leben gehört habe, wobei er sogar Wörter wie Harnleiter, Prostata, Beckenboden und Inkontinenz verwendete. Letztendlich sagte er, dass er alles behandelt, was mit Urin zu tun hat. Ich dachte einen Moment lang nach, als ich versuchte das soeben Gesagte zu verdauen. Ich legte mir in meinem Kopf zurecht, dass er ein

Klempner war. Er sagte, er sei noch nie Klempner genannt worden, aber das sei im Wesentlichen das, was er machte. „Es ist offiziell, du bist ein Klempner", sagte ich. Von diesem Tag an, wenn mich jemand gefragt hat, was mein Ehemann beruflich macht, sage ich einfach, dass er Klempner ist. Ich mache das aus zwei Gründen. Erstens geht es keinen an, was er macht, und zweitens ist die Ehe mit einem Urologen mir persönlich einfach nur peinlich, da ich kein Interesse daran habe, offen über Penen und Vaginen zu reden.

Im Laufe der Jahre, die ich mit meinem „Klempner" verheiratet war, habe ich jeden einzelnen Anruf mitten in der Nacht mitgehört, wenn er im Bereitschaftsdienst war oder auch nicht. Wir werden täglich mehrmals von Leuten angerufen, die einen Klempner brauchen. Da die Thematik für die meisten Menschen so neu und unglaublich peinlich ist, schlüpft die Ehefrau in die Rolle der Agentin, um herauszufinden, wie man Probleme der ehelichen Sanitäreinrichtung lösen kann. Diese Agenteneinsätze in Bezug auf die weibliche Sanitäreinrichtung nehmen mindestens die Hälfte der Zeit ein.

Der Penisdoktor hat mir mitgeteilt, dass er 60% seiner Arbeitszeit der Behandlung von Frauen widmet. Du kannst dir vorstellen, wie geschockt ich war, als ich das zum ersten Mal hörte. Als ich zum ersten Mal erfuhr, dass er Frauen behandelte, sagte ich: „Ich dachte, du wärst Urologe." Er bestätigte, dass er es auch war. Ich war dann so blöd und stellte eine zweite Frage: „Was wollen Frauen von einem Urologen?" Auf seinem Gesicht machte sich ein großes, dummes Grinsen breit, so, als hätte ich ihm gerade das Mikrofon übergeben, damit er auf die Bühne gehen kann. Er war nun in der Lage, über sein Lieblingsthema seines Fachgebietes ohne Limit oder Regeln zu dozieren, weil ich diese Frage gestellt habe. Ich geriet in Panik, als ich meinen Fehler erkannte und griff nach etwas, womit ich rumfuchteln konnte, um meine Verlegenheit während eines weiteren Vortrags über den menschlichen Körper zu verbergen. Das Schlimmste an seinem Vortrag war, dass ich das Wort Vagina mehrmals hören musste und das alles hatte mit mir und meiner Sanitäreinrichtung zu tun.

16

UNDICHTHEIT: VOM TROPF TROPF ZUM NIL

Gebe nicht auf, nur weil es anstrengend wird

Der erste Grund, warum eine Frau die Praxis eines Urologen aufsuchen würde, ist ein signifikantes Anzeichen von Inkontinenz, oder einfach gesagt: Sie macht sich in die Hose. Die ganze Zeit war mir nicht einmal bewusst, dass Frauen undicht sind. Heiliger Bimbam, ich fing an, Angst vor dem Älterwerden zu entwickeln. Jetzt weiß jede Frau, dass ein bisschen Pipi allein nicht ausreicht, um sie in die Praxis eines unbekannten Wesens namens Urologe, oder wie auch immer es heißt, zu schleppen. Es ist eine traumatische Vorstellung, dass eine weitere Person dort nach etwas anderem als einem Baby schaut oder etwas tut, damit man keins bekommt. Dieses breite Wissen eignete ich mir im frühen Stadium unserer Ehe an. Als junge Frau hatte ich wirklich kein Interesse daran, wie der menschliche Körper funktioniert.

Da ich aber schon so viele Jahre mit dem Penisdoktor zusammen war, lernte ich eine Vielzahl von Situationen kennen, die die Inkontinenz verschlimmern und die Lebensqualität einer Frau tatsächlich beeinträchtigen. Mit Inkontinenz wird eine Frau buchstäblich ihren Tag damit verbringen, ihre Tagesplanung nach dem Ort des Badezimmers auszurichten, nur für den Fall der

Fälle. Erinnere dich, wir haben es im Kapitel über männliche Inkontinenz „Badezimmer-Mapping" genannt. Das ist nicht nur unangenehm, sondern es macht keinen Sinn rauszugehen und die Dinge zu machen, die man gerne macht.

Inkontinenz bei Frauen zwingt sie dazu, dass sie eine übermäßige Anzahl von Binden verwenden muss und es kann sogar so weit gehen, dass sie ihre Kleidung wechseln muss, weil sie sich ständig ins Höschen macht. Sie fürchten auch, dass sie jederzeit nach Urin riechen oder durch Lachen, Niesen oder Husten unfreiwillig Harn verlieren können. Es kann auch vorkommen, dass eine Frau bestimmte Aktivitäten, wie z. B. Trainieren oder andere körperliche Aktivitäten, einstellen muss, weil sie sich bei körperlicher Anstrengung ins Höschen macht.

Jüngere Frauen bleiben von der Inkontinenz nicht verschont. Der Hauptgrund, warum eine junge Frau einen Urologen aufsucht, ist, dass sie beim Sex Urin ausscheidet. Es zieht sich oft über Jahre hinweg und kann am Anfang nur eine geringe Menge sein. Im Laufe der Zeit fängt es an, den Sex zu beeinträchtigen, und wenn sie ihren Höhepunkt erreicht, dann ist mehr involviert, als man erwähnen möchte. Diese Verschlechterung der Inkontinenz ist es, die die jüngeren Frauen dazu zwingt, Hilfe zu suchen.

Im Laufe der Jahre habe ich mir heimlich Notizen im Kopf gemacht, während ich den Penisdoktor am Telefon mit dem Krankenhaus, den Krankenschwestern oder seinem Personal belauschte. Es gab mehrere Momente, in denen ich den Raum verlassen musste, weil ich einfach nichts mehr darüber hören wollte, wie mein Körper im Laufe der Jahre langsam verfallen würde.

Apropos Jahre: Das ist die perfekte Überleitung zum nächsten Hauptgrund, warum Frauen einen Mann wie meinen Ehemann aufsuchen sollten. Das nennt sich Beckenbodensenkung. Als ich diesen Begriff das erste Mal hörte, war es für mich so, als würde ich eine Geheimsprache hören. Es schien so viele Silben zu haben, und doch wusste ich tief in mir drin, dass mein Mann über meinen Körper sprach. Ich hatte viel zu viel Angst nachzufragen. Da ich aber nie richtig gelernt habe, wie man Fragen stellt, fragte ich natürlich: „Was zum Teufel ist das?"

Der Klempner beschrieb mehrere Körperteile, die völlig falsch ausgerichtet waren und an einem Faden hingen. Nun, das hatte ich mir bereits gedacht, also ich diese Geheimsprache hörte. Alles, was ich mir vorstellen konnte, war, dass ich keine Ahnung hatte, was ich tun sollte, wenn mir das passiert. Allein dadurch erkannte ich, wie wertvoll es ist, einen Klempner-/Unternehmer-Ehemann zu haben.

Offensichtlich ist eine Beckenbodensenkung etwas, was früher oder später viele Frauen trifft. Es kann sowohl im Alter von 30 als auch im Alter von 80 Jahren passieren. Dies hängt von vielen Faktoren wie Alter, Gesundheitszustand, Anzahl der Schwangerschaften und Arten der Geburt, Fettleibigkeit und der guten alten DNA ab. Eine Beckenbodensenkung kann auftreten, wenn das Gewebe und die Muskeln dort unten im Grunde genommen keine Kraft mehr haben, um die Gebärmutter, die Blase oder sogar den Enddarm zu halten. Für diejenigen unter euch, die Babys zur Welt gebracht haben, ihr wisst verdammt nochmal ganz genau, wovon ich spreche. Ein Detail kannte ich allerdings nicht: Wenn sich die Beckenbodenmuskulatur zurückbildet, können diese Organe direkt aus der Vagina rauskommen. Ja, du hast richtig gehört. Houston, wir haben ein Problem!

17

BECKENBODENSENKUNG UND DU WILLST IMMER NOCH SEX HABEN?

*Herausforderungen sind Gründe,
um es weiter zu versuchen*

Beckenbodensenkung ist ein Begriff, den nur sehr wenige Menschen schonmal gehört haben. Als ich meinen Ehemann zum ersten Mal darüber sprechen hörte, erzählte er mir, dass es einer der schwersten Fälle von Beckenbodensenkung war, den er je gesehen hat. Ich wollte sofort wissen, was er verdammt nochmal meinte. Und wieder einmal musste ich eine urologische Frage stellen, bei der mein Mann wie ein Weihnachtsbaum aufleuchtete. Urologische Fragen sind für ihn wie ein Vorspiel bei einem heißen Date am Freitagabend mit seiner sexy Ehefrau.

Meine Neugier war geweckt, aber ich hatte Angst, etwas herauszufinden, was auch mir passieren könnte. Ich wusste, dass mein Mann mir das wie auf einem Präsentierteller anrichten würde, und das war für mich, als würde ich dem Arzt zusehen, wie er meinen Finger wieder annäht.

Er beschrieb zunächst genau, was der Beckenboden ist. Dies ist nicht die Tanzfläche des Nachtclubs, auf der man seinen heißen Tanz vorführt. Der Beckenboden besteht eigentlich aus Muskeln und Gewebe, und befindet sich direkt unter der Blase. Ja, es ist ein weiteres Ding „da unten". Das ist das Gewebe, das wie die Chinesische Mauer die Gebärmutter und Blase beim Sex schützt.

Der Beckenboden fungiert wie eine Wiege, die die Gebärmutter und die Blase an ihrem Platz hält, damit sie nicht in die Scheide einsinken und das Leben zur Hölle machen sowie Probleme mit dem Urinfluss verursachen kann. Wenn das passiert, kann man sich sicher vorstellen, inwieweit die Rohre verbogen und zusammengequetscht werden, sodass es fast unmöglich wird, richtig zu pinkeln, ohne dabei Akrobatik auf der Toilette auszuüben. Nur die Frauen, die unter Beckenbodensenkung leiden, werden bei dem Gedanken an einen Toilettenakrobat leicht schmunzeln.

Eine Beckenbodensenkung entsteht, wenn das Gewebe geschwächt ist und sich weiter ausdehnt als ein ausgetrocknetes Gummiband. Dieses Konzept vom versagenden oder durchhängenden Beckenboden, der nicht mehr in der Lage ist, die Blase und andere Dinge in der Nähe zu halten, ist einleuchtend, wenn man es mit einem überstrapazierten Gummiband vergleicht, das seit Jahren um einen Aktenstapel gespannt ist und diesen nicht mehr zusammenhalten kann. Das Beckenbodengewebe ist bei vielen Frauen fast gleich. Die Geburt eines Kindes ist keine große Hilfe für die Frau, da der Beckenboden auf eine Weise gedehnt wird, an die sowohl Männer als auch Frauen gleichermaßen nicht denken wollen.

Jetzt, wo man weiß, dass sich das Beckenbodengewebe ausdehnen und schwach werden kann, stellt sich die Frage, wo sich der Beckenbodenmuskel eigentlich befindet? Dies ist ein Muskel, der zwischen den Coccyx, auch Steißbein genannt, und dem vorderen Beckenbodenteil gespannt ist. Er fungiert wie eine integrierte Windel oder eine Hängematte. Die zweite Beschreibung gefällt mir am besten. Das Gewebe im Beckenboden ist unglaublich zart und dennoch hoch funktionell. Aus diesem Grund wünscht man sich, dass NUR ein zertifizierter rekonstruktiver Urologe oder Urogynäkologe einen in diesem Bereich operiert.

BECKENBODENSENKUNG UND DU WILLST IMMER NOCH SEX HABEN?

Es bedarf jahrelanger spezifischer Ausbildung, um Prolaps- und Inkontinenzprobleme behandeln zu können. Auf der anderen Seite ist das Gewebe oder der Beckenbodenmuskel die wichtigste Barriere für die Organe. Wenn er schwächer wird oder versagt, befindet man sich in einer kritischen Situation, welche die Lebensqualität beeinträchtigt. Man ist so konstruiert, dass der gesamte Urin ordnungsgemäß austreten kann. An die Damen: Vergessen Sie nicht, dass Ihre Gebärmutter sich auch dort unten befindet, und wir alle wissen, was jeden Monat aus der Gebärmutter austritt, wenn Sie noch nicht in die Wechseljahre gekommen sind. Dieser magische kleine Beutel, der Lebensschöpfer, muss sich auf irgendeine Weise entleeren und erfrischen, und er wurde perfekt konstruiert, um eine sehr gute Arbeit zu leisten. Er ist so lange bewundernswert bis er in Ihre Vagina rausfällt. Lassen Sie sich von ihrem Gynäkologen nicht sagen, dass er oder sie das in Ordnung bringen kann. Wahrscheinlich wollen sie nur Ihr Geld statt Ihrem Wohlbefinden, und jetzt sind Sie aufgeklärt genug, um den Unterschied zu kennen.

Die eigentliche Bezeichnung für den Fall, dass die Gebärmutter oder möglicherweise sogar die Blase in die Scheide fällt, ist Prolaps der Beckenorgane (POP). Nachdem ich dies von meinem Ehemann erfahren habe, erzählte er mir, dass es im schlimmsten Fall dazu kommen kann, dass man den Gebärmutter- oder Blasenvorfall diagnostiziert, wenn man da unten reinschaut, oder in dem Falle, wenn die Gebärmutter oder die Blase durch die Öffnung der Vagina nach unten fällt.

Dieser Gedanke an die Gebärmutter oder sogar an die Blase, die aus meiner Vagina rausschaut, hat mich absolut umgehauen. Natürlich stand das Thema Beckenboden auf der Tagesordnung, denn das war jetzt mein Leben, weil ich mit dem Penisdoktor verheiratet war. Die Jahre vergingen und ich hatte viel Zeit, um dieses schreckliche Beispiel der Schwerkraft zu verdauen. Während ich froh darüber war, dass ich es etwas verdrängen konnte, rannte ich in der Stadt in eine der Arzthelferinnen meines Mannes hinein. Wir sprachen über mein Buch, und als ich erwähnte, dass ich über das Thema Beckenbodensenkung schreiben möchte, lächelte sie leicht und sagte: „Oh, das wird ein gutes Kapitel werden!" Genau in diesem Moment öffnete sich für mich eine Tür, um mehr von diesem faszinierenden Mädchen zu lernen, das seit 15 Jahren an der Penis- und Vaginafront an der Seite meines Mannes kämpfte.

Ich kam gleich zur Sache und stellte die direkteste Frage, die jeder Einzelne von euch stellen würde. Wie zum Teufel bewegt sich eine Frau fort, wenn ihre Gebärmutter und/oder ihre Blase zwischen ihren Beinen hängen? Ich fragte mich, ob es so ist, als würde man mit einem vollen Wasserballon zwischen den Beinen rumlaufen und wie zum Teufel verhindert man, dass er platzt? Ich hatte das schlimmste Szenario in meinem Kopf, weil ich erkannte, dass so viele Frauen davon betroffen waren, und ich bin zufällig eine Frau.

Diese medizinische Fachangestellte war eine großartige Informationsquelle an der vordersten Front und erzählte mir, dass es immer offensichtlich war, wer in der Klinik wegen einer Beckenbodensenkung gelandet ist, weil sie immer die engsten Jeans trugen, die man für Geld kaufen konnte. Diese Jeans waren aus gutem Grund bedruckt. Ich hielt inne und dachte lange darüber nach. Ich bereute auf der Stelle all die Male, in denen ich Frauen dafür verurteilte, dass ihre Jeans so eng waren, dass man auf ihren Arschbacken rumtrommeln könnte und es sich wahrscheinlich toll anhören würde. In diesem Moment wurde mir bewusst, dass mein Vorurteil gegenüber diesen engen Jeans völlig unberechtigt war. Wer hätte gedacht, dass enge Jeans jetzt als medizinisches Gerät eingesetzt werden? Mit diesem neu gewonnenen Wissen wurde mir klar, dass ich mich meinem Karma bezüglich dieser Vorurteile, die ich anfangs einfach nur als lustig empfand, sie aber tatsächlich grausam waren, stellen muss. Unmittelbar danach hörte ich mir einen weiteren Vortrag meines Mannes über die Ernsthaftigkeit der Urologie an.

Laut der Aussage dieses erfahrenen Mädchens an der Front, halten diese engen Jeans die Gebärmutter und/oder Blase in der Vagina stabil, so dass die Patientin nicht mit einem „Wasserballon" zwischen den Beinen herumlaufen muss, wenn sie an all den anderen Patienten zum Untersuchungsraum vorbeigehen muss, um Hilfe zu bekommen. Wenn die Hose im Untersuchungsraum ausgezogen wird, bricht die Hölle los, wenn Organe aus der Vagina rausrutschen und anschließend aufgrund der neu gewonnenen Freiheit dieser freischwebenden Organe, die zwischen den Beinen einer Frau schwingen, Urin austritt. Da ich zunächst einmal das verarbeiten muss, was mir die medizinische Fachangestellte erzählt, setze ich die freischwebenden weiblichen Organe mit dem Hoden eines Mannes gleich. Im Moment bin ich glücklich darüber, eine Frau zu sein, die sich nicht mit dem Gedanken über einen Hoden, auch bekannt als Gebärmutter und Blase, zwischen meinen Oberschenkeln auseinandersetzen muss.

Während sie mit ihrer detaillierten Beschreibung einer Beckenbodensenkung weitermachte, erzählte sie die Geschichte ihrer ersten Patientin mit einer Beckenbodensenkung, die zu einer Untersuchung kam, weil sie nicht pinkeln konnte. Der Penisdoktor weist die Arzthelferin an, der Patientin einen Katheter zu legen und die Blase zu entleeren. Diese Patientin litt eindeutig an einer defekten Sanitäreinrichtung, wodurch ihre Blase so voll wurde, dass sie die Dienste eines Urologen in Anspruch nehmen musste. Dies war nicht das erste Mal, dass sie wegen ihres Vorfalls katheterisiert werden musste.

Der Penisdoktor verließ den Untersuchungsraum und überließ der Arzthelferin ihre Arbeit. Das Einführen eines Katheters ist eines der ersten Dinge, die eine Arzthelferin in ihrer Ausbildung lernt und gilt als sehr simpel. Als sie loslegt, ist sie sich sehr sicher, dass sie genau weiß, wo die Harnröhre, oder auch Harnröhrenöffnung genannt, ist. Merkwürdigerweise kann sie sie nicht sehen, weil die Gebärmutter aus der Vagina rausschaut und ihr die Sicht versperrt.

Sie setzt sich auf den Stuhl am Ende des Untersuchungstisches und fängt an, das Krankenblatt durchzublättern, weil sie nicht weiß, was sie tun soll und nicht will, dass die Patientin es mitbekommt. Nachdem sie etwa 15 Minuten lang so getan hatte, als wüsste sie, was mit dem Katheter zu tun sei, musste sie den Untersuchungsraum verlassen und den Arzt holen. Der Penisdoktor kam zurück in den Untersuchungsraum, zog ein Paar Handschuhe an und schob die Gebärmutter einfach wieder in die Frau hinein. Die ganze Erfahrung hat die medizinische Fachangestellte so traumatisiert, dass sie sich schwor, nie ein Kind zu gebären. Und das hat sie auch nie getan! Nach dieser Erfahrung mit der Beckenbodensenkung wurde die Arzthelferin zum Profi, denn sie wusste nun, wie man den Uterus und/oder die Blase wieder in die richtige Position bringt. Anschließend gab sie ihr Wissen an alle anderen Arzthelferinnen weiter.

Ich dachte darüber nach, wie die Arzthelferin alle anderen Arzthelferinnen darin schulte, wie man die Organe wieder an ihren ursprünglichen Platz zurückschiebt, und fragte mich, wie viele Patientinnen wegen einer Beckenbodensenkung den Arzt aufsuchten. Sie sagte schlicht und einfach „eine Menge". Ich stellte mir vor, dass unsere ganze Kleinstadt voll mit Frauen mit einer Beckenbodensenkung war, die alle enge Jeans trugen, und es nur einen Arzt in unserer Stadt gab, der wusste, wie man sie behandelt. Dies ist der Abschnitt des Buches, an dem man es auch in Erwägung ziehen sollte, ein Urologe mit der Spezialisierung auf Beckenbodenrekonstruktion zu werden, sollte man den Beruf eines Arztes anstreben. Es gibt eine aktuelle Zertifizierung für diesen Bereich mit dem Namen „Spezialist für weibliche Beckenbodenmedizin und rekonstruktive Chirurgie". Wenn du jemals diese Operation benötigst, suche bitte den Arzt mit dieser Spezialisierung.

Laut dem Penisdoktor geht es bei dieser Art von Operation um extrem empfindliches Gewebe, aber wenn sie von Anfang an vom richtigen Arzt durchgeführt wird, hat man eine hervorragende Chance, dass man, aus urologischer Sicht, wieder normal wird. Dies ist im Allgemeinen fallabhängig. Sicher ist aber, dass sich die Lebensqualität verbessert, und man diese hautengen Jeans direkt aus dem Fenster werfen kann.

Meine Mutter musste sich genauso operieren lassen, da sie acht Kinder zur Welt gebracht hat. Sie lebte fast 40 Jahre lang mit Inkontinenz. Nach ihrer Operation hat sie sich gefragt, warum sie diese nicht schon vor 40 Jahren machen lassen hat. Ich kann mich daran erinnern, dass wir, wenn wir tagsüber unterwegs waren, unseren Weg durch die Stadt bis zur nächsten Toilette planen mussten. Ich habe nie wirklich verstanden, was das Problem war und nahm an, dass meine Mutter viel zu viel Wasser und Kaffee trinkt. Aber eigentlich musste sie sich mit dem gleichen Problem rumschlagen, mit dem sich fast jede gebärfähige Frau herumschlagen muss.

Wenn man bedenkt, dass es fast 7 Milliarden Menschen auf der Erde gibt, und etwa die Hälfte davon Frauen sind, kommt die Frage auf, warum wir nicht mehr über dieses Thema sprechen, als wir es sowieso schon tun. Ich habe noch nicht einmal das Thema Fisteln angesprochen, bei dem der Urin einfach austritt, wenn sie sich bilden. Der Punkt ist, dass ein einfacher Besuch bei einem in der Beckenrekonstruktion spezialisierten Facharzt für Urologie die goldene Eintrittskarte zur urologischen Gesundheit ist. Denk dran, dass es verschiedene Arten von Urologen gibt, die unterschiedliche Fachgebiete behandeln. Ich dachte vorher immer, ich wäre mit einem Klempner verheiratet, nachdem ich aber alles niederschrieb, denke ich nun, dass ich womöglich mit einem Unternehmer verheiratet bin.

Also, reden wir über Sex und Beckenbodensenkung. Es gibt viele Frauen, die immer noch Sex mit ihrem Partner haben müssen, während sie dazu gezwungen sind, mit dieser schrecklichen Situation umzugehen. Wir haben nun gelernt, dass die Organe bei Bedarf einfach wieder an den richtigen geografischen Ort zurückgeschoben werden können. Sex ist möglich, macht aber höchstwahrscheinlich keinen Spaß. Wenn Schmerzen beim Sex auftreten, kann dies ein guter Indikator dafür sein, dass es Zeit ist, einen Urologen oder Urogynäkologen aufzusuchen. Sie können bestimmen, welche Art von Behandlung am besten geeignet ist. Die Faktoren, die zu einem Prolaps führen können, reichen von schwerem Heben, Übergewicht und Verstopfung bis hin zu Husten, Niesen und zu übertriebenem Lachen. Vergessen wir nicht den guten alten Östrogenmangel. Wenn der Östrogenspiegel sinkt und das Gewebe dünner wird, beginnt der Alterungsprozess, und die Schwerkraft übernimmt das Ruder. Alles hängt, ob es uns gefällt oder nicht.

Neben Hormonen und Operationen könnte auch eine Verhaltenstherapie eine Option sein. Stell dir vor, wie entsetzt ich war, als ich herausfand, dass man dort unten eine Verhaltenstherapie machen kann. Meine Phantasie ging mit mir durch und ich stellte mir meine Vagina beim Gewichtheben oder beim Wasserballett vor. Ich fantasierte über alle möglichen Aktivitäten, die diesen Beckenbodenmuskel stärker machen könnten.

Das erinnert mich an eine Geschichte, mit der eine andere Freundin zu mir kam. Jeder weiß, dass ich mit einem Penisdoktor verheiratet bin, der sich auch auf Vaginen spezialisiert hat. Meine Kindheitsfreundin und ich haben am Telefon über Inkontinenz gesprochen. Es stellte sich heraus, dass sie eine Lösung im Kopf hatte, die helfen würde, Inkontinenz zu verhindern. Diese geliebte Freundin fragte mich, ob ich ihre Idee mit meinem Mann besprechen könnte, um zu sehen, ob sie tatsächlich eine gute Lösung für Inkontinenz ist.

BECKENBODENSENKUNG UND DU WILLST IMMER NOCH SEX HABEN?

Ich hörte meiner Freundin neugierig zu. Sie erzählte mir, dass sie sich vor kurzem Ben Wa Balls in ihre Vagina eingeführt hatte, während sie ihren täglichen 5 Meilen-Spaziergang auf den Hügeln von Seattle machte. Ferner berichtete sie, dass es ihr Ziel ist, die Bälle während des gesamten Spaziergangs dort unten festzuhalten. Während sie mir das erzählte, fragte ich mich, ob sie irgendwo auf dem Hügel anhalten und die Ben Wa Balls einfach entfernen würde, wenn sie ihr zu viel werden. Die Vorstellung, dass diese wunderschöne Frau ihre Leggings runterzieht, um ihre Ben Wa Balls herauszuziehen, und der darauffolgende Ausdruck von Erleichterung, war wie eine Komödie, die ich nicht so schnell vergessen werde. Meine erste Frage an sie war, wie viele Bälle sie da unten festhielt. Allein diese Frage kann klären, ob man eine Höhle oder eine Kaverne betritt. Meine geliebte Freundin erzählte mir, dass sie zwei Ben Wa Balls einführt. Ich fühlte mich etwas erleichtert. Ich versprach ihr, dass ich meinem Ehemann diese wichtige Frage stellen werde, sobald er nach Hause kommt.

Der Penisdoktor kam nach einem langen Tag von der Arbeit nach Hause, und ich bin natürlich intelligent genug, um zu wissen, dass ich ihn ausruhen und essen lassen muss, bevor etwas Bedeutendes besprochen wird. Nach dem Abendessen näherte ich mich ihm etwas verunsichert und erzählte ihm, dass meine geliebte Freundin mich mit einer urologischen Frage zu ihm geschickt hat. Wie immer hörte er sich gerne sein Lieblingsthema an.

Ich erklärte ihm, dass meine Freundin ihre Ben Wa Balls während ihrer Spaziergänge in ihrer Vagina festhielt. Seine erste Frage war: „Was sind Ben Wa Balls?" Ich war schockiert, als ich erfuhr, dass mein Mann diese kleinen Juwelen nicht kannte und begann, sie als Stahlkugeln zu beschreiben, die in die Vagina passen und etwa die Größe eines Tischtennisballs haben. Anscheinend gibt es sie in verschiedenen Farben, aber das ist nicht der Punkt. Ich erzählte ihm, dass sie sie in ihre Vagina steckt und sie dort beim Gehen festhält und fragte, ob dies irgendeinen urologischen Nutzen zur Stärkung des Beckenbodens habe. Ich war schockiert zu erfahren, dass die Übung nicht hilfreich ist, wenn nicht genau die Muskeln eingesetzt werden, damit die Bälle an Ort und Stelle bleiben.

Der Penisdoktor erzählte mir, dass, wenn er eine Frau untersucht und er seine Finger in ihre Vagina reinsteckt und bittet, sie fest zu pressen, sich in den meisten Fällen nichts tut. So wie es aussieht spannen die meisten Frauen ihre Gesäß- oder Bauchmuskeln an. Die Vagina reagiert nicht. Der Penisdoktor informierte mich weiterhin, dass, solange die Patientin nicht lernt, wie man die vaginalen Muskeln aktiviert und sie kontrahiert, wird der Beckenbodenmuskel nicht gestärkt. Stell dir vor, wie geschockt ich war, als ich erfuhr, dass eine Frau ihre Vagina nicht auf Befehl kontrahieren kann. Jede Frau ist sich sicher, dass sie da unten etwas kontrahiert und ist wahrscheinlich genauso schockiert wie ich, wenn sie herausfindet, dass es nur funktioniert, wenn man das richtige Teil anspannt. Wenn dir gerade danach ist, dann stecke deine eigenen Finger da unten rein und schau, ob du deine Finger oder deine Bauchmuskeln bzw. dein Gesäß anspannst. Das sollte dir einen weiteren Hinweis darauf geben, ob du eventuell einen Termin bei deinem Urologen vereinbaren musst.

18

LUSTLOSIGKEIT – WO ZUM TEUFEL IST MEIN WEIN?

Mut zum Ausprobieren

Nun, meine Damen, ich bin sicher, dass die meisten von Euch wissen, wohin das führen wird, also lassen Sie mich damit beginnen, Ihnen den Hauptgrund dafür zu nennen, warum eine Frau meinen Ehemann, den Urologen oder den „Klempner" aufsuchen würde. Scheinbar ist der populärste Grund, warum eine Frau einen Urologen und keinen Gynäkologen aufsucht, es sei denn, er oder sie ist ein Urogynäkologe, die „Lustlosigkeit"

Um es auf den Punkt zu bringen: Du hast null Interesse an irgendeiner Form von Sex, was du mit einem Nullgewinn bei viel zu großen Aufwand gleichsetzt, wenn es dich betrifft. Es ist nur eine weitere Person, die um eine weitere Sache bittet. An dieser Stelle denkst du die ganze Zeit, dass du die Nase voll davon hast, dass du immer alles für andere tun musst. Wie sich herausstellt, ist diese Sache mit der Lustlosigkeit nicht nur auf Erschöpfung oder zu viel Wein zurückzuführen (obwohl es meiner Meinung nach nie genug Wein geben kann). Lustlosigkeit ist oft ein Hormonproblem, das von deinem Urologen behandelt und überwacht werden muss. Selten kann es sich um ein anatomisches Problem handeln, welches die Expertise meines Penisdoktor-Ehemannes erfordert, der die Patientin untersuchen und das Problem beheben kann. Hinzu kommt, dass jede Frau sehr speziell ist, was ihre sexuellen Wünsche angeht und dass es entscheidend ist, wie sie sich „fühlt". Die Stimmung einer Frau ist ein kompliziertes Thema und zentral für ihre Sexualität. Für die meisten Frauen ist es selbstverständlich, aber es kann ihnen schwerfallen, es ihrem Partner zu vermitteln. Wenn man es einfach zulässt, diese andere Dimension der eigenen Sexualität zu erforschen, dann hilft es einem dabei, zu verstehen, wie man großartigen Sex und tiefe Befriedigung erreichen kann.

Nun, als Ehefrau des Klempners stelle ich immer wieder Fragen, warum ich nicht einfach zum Gynäkologen gehen kann, um meine Hormone wieder in Ordnung zu bringen, oder besser gesagt, reparieren zu lassen. An dieser Stelle muss der Klempner als solcher bezeichnet werden, weil Frauen keinen Penis haben. Allerdings identifizieren sich alle Frauen mit dem Thema Sanitäreinrichtung und mit all dem, was mit Urin und Sex zu tun hat.

Wir verstehen, wenn es ein Problem mit der Sanitäreinrichtung da unten gibt und wir sind uns bewusst, dass alles nur ein falscher Alarm sein kann. Es ist so komplex, dass es schwer ist, zu wissen, wo man anfangen soll. Mein Klempnerehemann nennt mir mehrere Gründe, warum ich zu einem Urologen wie ihm gehen muss. Der Hauptgrund ist, dass ein Urologe speziell für die Behandlung von Patienten mit Lustlosigkeit ausgebildet ist, da diese möglicherweise mehrere Ursachen haben kann. Alles von Anatomie über Psychologie bis hin zu Hormonen. Wer hätte das gedacht?!

Da Lustlosigkeit eine Art sexuelle Funktionsstörung ist, ist ein Urologe auch auf diesem Gebiet spezialisiert. Ja, das ist ein nachweisbares Problem und Ärzte wie mein Ehemann sind speziell dafür in der Sexualmedizin ausgebildet. Verdammt, ich bekomme jeden Monat eine Zeitschrift mit dem Titel „Gesellschaft für Sexualmedizin" per Post. Mein Postbote überreicht mir diese Zeitschrift am Zustelltag immer persönlich und mit einem breiten Grinsen im Gesicht. Ich kann nicht sagen, ob er nur nett ist oder ob er insgeheim einen Termin bei meinem Mann haben möchte.

Ich muss zugeben, dass ich kichere, wenn der Postbote klingelt, um mir die Zeitschrift zu übergeben.

Ein Urologe ist ganz anders als der Geburtshelfer/Gynäkologe, der darauf geschult ist, Babys in ihrer Wachstumsphase zu begleiten bzw. zu helfen, sie zur Welt zu bringen. Der Gynäkologe ist auch der Arzt, der einen glauben lässt, dass man den gesamten Prozess erfolgreich durchstehen wird. Ein Urologe ist Spezialist für Sexualmedizin und alles, was damit einhergeht. Das ist mehr als das, was der Gynäkologe weiß. Wenn du mehr Informationen über den urologischen vs. den gynäkologischen Ansatz haben möchtest, gibt es ein medizinisches Lehrbuch namens „Campbell's Urology". Dies ist das Buch, woraus mein Mann sein Wissen über Urologie anfänglich bezogen hat. Meine Freundin Barbara war eine der Illustratoren für dieses Lehrbuch, wodurch meine Welt sehr klein und ein bisschen unterhaltsam zu sein scheint. Du wirst dich auch amüsieren, sobald du all ihre Abbildungen siehst. Hut ab, Barbara. Beeindruckend! Das Lehrbuch wurde inzwischen in „Campbell-Walsh Urology" umbenannt und kann online erworben werden. Es wird dir all deine Fragen zur Urologie beantworten und dein Facharzt für Urologie wird beeindruckt sein, dass du dieses Lehrbuch überhaupt kennst.

Das unausgesprochene Thema der weiblichen sexuellen Dysfunktion ist nicht wirklich ein Thema, das Frauen am Anfang interessiert. Es ist nicht so, dass wir auf Testosteron und zu jeder Tageszeit einsatzbereit sind. Wir kennen Männer, die so sind und fragen uns, was zum Teufel mit ihnen los ist, und werfen ihnen vor, sie würden nur an das eine denken.

Sexuelle Funktionsstörungen in der weiblichen Bevölkerung werden in der Regel völlig übersehen. Eine Frau glaubt oft einfach, dass sie übermäßig erschöpft ist, weil sie sich um alles und jeden kümmert, oder sie glaubt einfach, dass sie nicht mehr in ihren Mann verliebt ist oder keine Lust mehr hat. In einigen seltenen Fällen kann es vorkommen, dass eine Frau ihren Partner nicht mehr liebt, z.

B. aufgrund von Sucht, Fettleibigkeit, Jagd auf andere Frauen oder weil er die ganze Zeit weg ist. Abgesehen von diesen Ausnahmen ist die sexuelle Dysfunktion ein Zustand, der oft übersehen wird, oder schlimmer noch, nie richtig erkannt und behandelt wird. Weibliche sexuelle Funktionsstörungen haben eine sehr spezifische Reihe von Kriterien, die die Feststellung des Problems erleichtern. Wenn man einmal festgestellt hat, dass man an einer sexuellen Funktionsstörung leidet, weiß man nun jetzt, dass diese behandelt werden kann!

Der Grund, warum dieses Thema wichtiger ist als nur Sex, ist, dass ein gesundes Sexualleben ein sehr wichtiger Bestandteil einer soliden Beziehung ist und eine große Rolle für den allgemeinen Gesundheitszustand und das Glücksempfinden spielt. Da draußen existieren eine Menge Studien, die die Vorteile eines gesunden Sexuallebens zeigen. Sex bringt Gleichgewicht ins Leben und ist so natürlich wie die Geschichte mit den Bienchen und den Blümchen. Es ist auch ein besonderes und genussvolles Erlebnis. Dieser Lebensbaustein hat Einfluss auf das allgemeine Wohlbefinden. Deshalb gibt es auch die Sexualmedizin. Sex ist Medizin.

Ich hatte eine sehr liebe Freundin, die einen wirklich tollen Typen heiratete. Sie waren über beide Ohren ineinander verliebt. Innerhalb von drei Jahren zeugten sie zwei Babys. Etwa ein Jahr nachdem das zweite Baby zur Welt kam, begann es zwischen ihnen zu kriseln. Man könnte meinen, es sei nur der Stress aufgrund zwei kleiner Kinder. Es war jedoch mehr als das. Die Lustlosigkeit hatte meine Freundin in ihrer Gewalt.

Anfangs dachte sie, sie sei einfach nur erschöpft vom Muttersein und der Arbeit. Das ist ein unglaublich anstrengender Zeitplan. Fügt man noch einen Ehemann und ein fehlendes Sexualleben hinzu, kombiniert mit Geldmangel, denkt man, dass das ein vorübergehendes Problem ist. Es stellte sich jedoch heraus, dass ihre Hormone aus dem Gleichgewicht gekommen sind, ohne dass es ihr bewusst war. Sie war überzeugt, dass sie müde war und einfach kein Interesse an Sex hatte. Für sie war das keine so große Sache, aber für ihren Mann schon. Mit der Zeit dominierte das Thema die Ehe und sowohl die Konflikte als auch die Verantwortung für Arbeit und Kinder wurden immer größer.

Es gab keinen Sex mehr in der Ehe, um abzuschalten, zu entspannen und die Ehe am Leben zu erhalten. Beide Parteien waren einfach unglücklich und verstanden nicht wirklich, dass die fehlende Lust der Frau ein medizinisches Problem und nicht nur damit was zu tun hatte, dass sie erschöpft war. Lustlosigkeit hat diesen Kampf gewonnen, und ich bedaure es zu sagen, dass sie sich schließlich scheiden ließen, als die Kinder erst drei und vier Jahre alt waren. Diese Scheidung war höchstwahrscheinlich das Ergebnis einer nicht diagnostizierten sexuellen Funktionsstörung. Der Gynäkologe hat es versäumt, die Frau hat es versäumt, und der Ehemann hat es auch versäumt.

Meine Freundin hatte nie etwas über Urologen gehört, geschweige denn über sexuelle Funktionsstörungen. Sie war zu müde und zu desinteressiert, um sich helfen zu lassen und somit ihr Sexualleben wieder in Ordnung zu bringen und den Spagat zwischen Ehe und Familie zu schaffen. Jahre später hat sie ihr Hormonproblem im Alter von 40 Jahren angesprochen und erkannt, dass die Ursache ihrer Scheidung vielleicht tatsächlich ein medizinisches Problem war.

Gehen wir einige Punkte auf der Checkliste der sexuellen Funktionsstörungen durch und schauen wir, ob du unter einer dieser Störungen leidest.

Das erste und offensichtlichste ist Sex, der höllisch wehtut, egal in welcher Stellung er ausgeführt wird. Je mehr man versucht, den richtigen Winkel zu finden, desto mehr tut es weh. Die gute Nachricht hierbei ist, dass du nicht verrückt bist. Du kannst tatsächlich keinen Sex mehr haben, da sich möglicherweise sowohl physische als auch physiologische Veränderungen in deinem Körper im Laufe der Zeit ergeben haben. In diesem Zustand kommen viele Frauen an den Punkt, an dem sie entscheiden, dass Sex einfach nicht mehr nötig ist und sich ganz sicher nicht mehr lohnt. Und hier beginnen die Beziehungsprobleme an die Oberfläche zu kommen. Das hohe Maß an Unbehagen, kombiniert mit den körperlichen und emotionalen Anforderungen des Partners, verursacht ein Stressniveau, das es wahrscheinlich mit jedem Kernreaktor aufnehmen könnte.

Der zweite Punkt auf der Liste ist die Lustlosigkeit. Dies ist wahrscheinlich nichts Neues für dich und repräsentiert das absolute Desinteresse an allem, was mit Sex zu tun hat. Du hast wahrscheinlich sogar gesagt, dass es zu früh wäre, wenn du nie wieder Sex hättest. Du lachst gerade laut, weil entweder du oder deine Freundinnen es schonmal gesagt haben. Du hast wahrscheinlich weder was von Lustlosigkeit gehört noch erkannt, dass es ein Teil der sexuellen Funktionsstörung ist. Verdammt, einmal im Monat flachgelegt zu werden, ist mehr als genug, oder? Du wirst erleichtert sein zu wissen, dass die meisten Frauen schon einmal in ihrem Leben mit Lustlosigkeit kämpfen mussten.

Wenn man eine Bestätigung dafür braucht, dass man möglicherweise unter Lustlosigkeit leidet, sollte man einfach unterschiedliche Dinge ausprobieren, um sich selbst zu erregen. Es gibt eine Menge zur Auswahl, und jeder mag etwas anderes. Man könnte gleich damit anfangen, mit seinem Lebensgefährten in den eigenen vier Wänden Pornos anzuschauen. Oder man kann ein wenig herumexperimentieren, um zu sehen, ob man erregt wird und seiner sexuellen Fantasie freien Lauf lässt. Wenn du dies ohne deinen Lebensgefährten/deine Lebensgefährtin ausprobieren möchtest, dann nehme den heißen Feuerwehrkalender zur Hand oder schaue dir den halbnackten Mann am Set einer Soap an. Vielleicht magst du, so wie ich, Soldaten in Aktion, oder vielleicht bist du eher ein Voyeur und entspannst dich gerne an einem schicken Hotelpool in Las Vegas, wo die Chancen zu deinen Gunsten stehen, etwas Leckeres zu sehen, das dich sicher feucht macht. Nein, ich rede nicht davon, dass du dir das Höschen vollpinkelst. Noch nicht.

Inzwischen hast du wahrscheinlich eine Vorstellung davon, was du gerne sehen möchtest und erinnerst dich vielleicht daran, wie es war, sich durch die Bilder, die du dir in Erinnerung gerufen hast, erregt zu fühlen. Das ist Erregung. Das ist die Magie, die in deinem Gehirn passiert, bei der die restlichen Körperteile einfach gehorchen. Die Wissenschaft hat uns gezeigt, dass ein Orgasmus zu 99% im Gehirn beginnt und an der besten Stelle der Erde endet, tief im Inneren des Körpers. Es ist fast unmöglich zu erklären, wo und wann er passiert. Es ist einfach fantastisch, und das Beste daran ist, dass, wenn man fertig ist, ein Orgasmus einem großartigen Workout und einer erstklassigen Gesichtsbehandlung gleichzusetzen ist. Bei all dem Blut, das durch den Körper fließt, ist es kein Wunder, dass man 10 Jahre jünger aussieht und sich auch so fühlt. Es gibt kein Schönheitsgetränk auf diesem Planeten, welches mit dem wunderbaren Orgasmus mithalten kann.

Das letzte Problem bei sexuellen Funktionsstörungen ist die Unfähigkeit, einen Orgasmus zu erreichen. Erinnern Sie sich daran, was das war, Ladies? Springen Sie einfach auf den letzten Abschnitt zurück, denken Sie daran, wie herrlich es ist und entzünden Sie das Feuer tief in Ihnen drin. Wenn Sie immer noch nichts spüren, ist dies ein guter Hinweis dafür, zu einem Urologen zu gehen, der sich auf sexuelle Funktionsstörungen spezialisiert hat, damit Sie wieder einen Orgasmus genießen können. Sie sind ein wichtiger Bestandteil eines gesunden Sexuallebens und eines der größten Geschenke auf Erden. Sie bringen einen an einen Ort der vollkommenen Zufriedenheit, an dem man sich sorgenfrei fühlt. Sie machen den Kopf frei, man fühlt sich glücklich und zufrieden und ist bereit, es mit jedem aufzunehmen.

Ein weiterer Grund für den Besuch bei einem Urologen ist der Ausschluss möglicher gesundheitlicher Probleme, die die Ursache für eine spezifische sexuelle Dysfunktion sein können. Es gibt verschiedene körperliche Probleme, die einem gesunden Sexualleben im Weg stehen können. Die häufigste ist das hormonelle Ungleichgewicht. Die meisten Frauen wissen, dass sich der Hormonspiegel hauptsächlich nach der Menopause verändert. Das Problem könnte so viel einfacher sein. Diese Hormone, über die man sich beschwerte, während man versuchte, ein Baby zu zeugen, waren nicht nur für die heranwachsenden Babys wichtig. Sie waren die geheime Zutat für die sexuelle Lust und den Orgasmus.

Wenn der Östrogenspiegel einer Frau aus einem bestimmten gesundheitlichen Grund sinkt, reduziert dies die Blutmenge, die zu den weiblichen Körperteilen, dem Ort des Geschehens, nach unten fließt. Wenn man dort unten nicht richtig durchblutet ist, ist das Gewebe am Ende weniger aufnahmefähig und einsatzbereit. Man kann dort unten auch ein anderes Problem aufgrund des Östrogenmangels haben. Die magische Höhle beginnt auszutrocknen, sodass alles, was an den fantastischen Wänden der Vagina entlangrutscht, wie eine Folter erscheint. Östrogen ist das magische Hormon, das das Vaginalgewebe prall und feucht hält. Alles andere ist einfach nur unangenehm und kann dazu führen, dass sich Sex schmerzhafter und unangenehmer anfühlt.

Es gibt einige Frauen, die auch an der sogenannten sexuellen Appetenzstörung leiden. Sie kommt nur sehr selten vor und ist etwas schwieriger zu diagnostizieren. Das ist dann der Fall, wenn Frauen Probleme in ihrem Sexualleben haben, die nicht erklärt werden können. Ein guter Urologe wird etwas, was man als eine Pflegeroutine bezeichnen kann, bereitstellen und alle Schritte befolgen, um die sexuelle Dysfunktion zu diagnostizieren. Nach dem Ausprobieren von Pillen und Cremes sowie nach gründlichen Untersuchungen, um andere gesundheitliche Probleme auszuschließen, kann die Frau jedoch immer noch an sexuellen Funktionsstörungen leiden. Dies ist eine Ausnahme, aber es kommt vor.

Frauen sind häufiger von sexuellen Funktionsstörungen betroffen als Männer. Woran liegt das? Normalerweise sind es Hormone. Es gibt verschiedene Arten von sexuellen Funktionsstörungen wie Beckenbodenschmerzen, und die Nummer eins

LUSTLOSIGKEIT – WO ZUM TEUFEL IST MEIN WEIN?

ist die Lustlosigkeit, die sowohl hormonell bedingt sein als auch von der Art und Weise abhängen kann, wie eine Frau sich beim Sex „fühlt". Warum sollte man zu einem Urologen statt zu einem Gynäkologen gehen? Weil Gynäkologen nicht für die Behandlung sexueller Funktionsstörungen ausgebildet sind. Also, meine Damen, suchen Sie sich einen Facharzt für Urologie, der Ihnen hilft, diese Probleme zu lösen.

Also, was tut man bei Lustlosigkeit? Nimm deine Hormone, um deine Lust und Körperfunktionen zu erhalten, und „bleibe feucht"! Vielleicht ist dir nicht klar, dass es ein Problem gibt und dass es keine einfache Diskussion mit deinem Liebhaber ist. Frauen versuchen es immer einem recht zu machen und die Dinge selbst wieder in Ordnung zu bringen. Wirf diese unnötige Last ab und gehe zu deinem Urologen. Vergiss nicht, über deine eigenen Gefühle in Bezug auf Sex nachzudenken und genieße die Komplexität deiner weiblichen Natur und nutze sie zusammen mit deinem neuen Hormonrezept im Schlafzimmer zu deinen Gunsten.

Jetzt kennst du die drei häufigsten urologischen Probleme bei Frauen, nämlich Inkontinenz, Beckenbodensenkung und Lustlosigkeit. Jede dieser Erkrankungen sollte nur von einem Facharzt für rekonstruktive Urologie oder von einem Urogynäkologen behandelt werden, der in seiner Ausbildung und seinem Wissen über die neuesten und effektivsten Methoden zur Verbesserung deiner urologischen Gesundheit auf dem neuesten Stand ist. Es gibt tolle Lösungen für diese Probleme, um deine Lebensqualität schnell zu verbessern. Der Penisdoktor berichtet, dass eine Frau durchschnittlich fünf Jahre wartet, bevor sie einen Urologen aufsucht. Frauen sind es gewohnt, mit Beschwerden umzugehen und nehmen sich oft nicht die Zeit für sich selbst. Bis es schließlich zu einem Malheur kommt, wie z. B. sich einpinkeln während des Orgasmus. Deine Lebensqualität wartet nur darauf, dass du zum Telefon greifst und deinen Facharzt für Urologie anrufst.

19

HAUTCREMEUNTERNEHMEN – BEFEUCHTE SIE!

Schwing den Zauberstab da unten

Der globale Hautpflegemarkt ist ein milliardenschweres Geschäft, und das liegt daran, dass die Gesellschaft glaubt, dass ein paar Falten im Gesicht, am Hals oder an den Händen die Wahrnehmung unseres Aussehens irgendwie negativ beeinflussen. Es wird angenommen, dass der Kauf der „besten" Hautpflegeserie die Lösung für alle Zeichen des Alters ist und dass das jugendliche Aussehen auf wundersame Weise bewahrt werden kann. Die Wahrheit ist, dass die Jugend nicht nur die glatte, pralle Haut im Gesicht, am Hals oder an den Händen ist, sondern auch deine Sanitäreinrichtung da unten. Es stellt sich heraus, dass die Vagina nach der Menopause genauso viel Feuchtigkeit und Aufmerksamkeit benötigt wie dein Gesicht, dein Hals und deine Hände. Ja, wir alle hassen das Wort mit „V". Aber es verdient genauso viel Aufmerksamkeit wie dein Gesicht.

Im Jahr 2013, was nicht allzu lang her ist, haben sich die International Society for the Study of Women's Sexual Health (ISSWSH) und die North American Menopause Society (NAMS) zusammengetan und beschlossen, die Art und Weise zu ändern, wie wir die Probleme der weiblichen Sanitäreinrichtung bezeichnen. Die alten Begriffe wie vaginale und vulvovaginale

Atrophie wurden verworfen. Der Grund dafür ist, dass wir gelernt haben, dass die Sanitäreinrichtung aus mehreren Komponenten besteht, die ebenfalls in die Diskussion mit einbezogen werden müssen, damit die Lebensqualität beibehalten werden kann, wenn man in die Wechseljahre kommt.

Der neue Begriff, der verwendet wird, heißt Genitourinäres Syndrom der Menopause (GSM). Wenn der Arzt mit diesem Begriff nicht vertraut ist, dann sollte man einen anderen aufsuchen, denn das bedeutet, dass er nicht alle aktuellen Forschungsergebnisse kennt, die auf die Verbesserung der weiblichen Sanitäreinrichtung abzielen, um die Lebensqualität während der Wechseljahre zu erhalten. Die Forschungsergebnisse haben gezeigt, dass niedrig dosiertes Östrogen in vielen Formen vorteilhaft für die Lösung von GSM-Symptomen ist.

Hormonersatztherapie ist kein Fremdwort. Wir wissen heute so viel mehr. Mit dem richtigen Monitoring und einem Arzt, der sich fortbildet und auf dem neuesten Stand ist, versteht man, dass die Vorteile einer Hormonersatztherapie die Risiken bei weitem überwiegen. Die Risiken sind nun geringer, weil man weiß, wie man eine Patientin mit einer Hormonersatztherapie richtig monitort. Egal, ob man systemisches Östrogen, das auf unterschiedliche Weise verabreicht werden kann, wie z. B. als Pille, Injektion, Pflaster, Kügelchen oder als Creme zum Auftragen auf die Haut, oder ob man lokales Östrogen in der Vagina verwendet, die Therapie kann unter ärztlicher Aufsicht sicher durchgeführt werden. Die Patienten müssen lediglich ihre geplanten Termine einhalten und die Anweisungen ihres Arztes befolgen. Dein Arzt wird mit dir zusammenarbeiten, um dir die sicherste Form von Östrogen für deinen persönlichen Kampf gegen GSM zur Verfügung zu stellen.

Die Prävalenz von GSM wird kaum erkannt, kaum behandelt und zu wenig zwischen der Frau und dem Arzt diskutiert. Die meisten Frauen glauben, dass die GSM- Symptome ein natürlicher Bestandteil des Alterungsprozesses und der Wechseljahre sind.

HAUTCREMEUNTERNEHMEN – BEFEUCHTE SIE!

Das ist einfach nur Schwachsinn! Ärzte sind Dienstleister und müssen ihre Denkweise ändern, wie sie die Lebensqualität einer Frau einschätzen, die mit GSM-Symptomen zu kämpfen hat. Es scheint, dass Ärzte einfach nicht gut darin sind, diese Art von Screening-Fragen zu stellen, weil es immer akzeptiert wurde, dass eine Hormonersatztherapie schlecht ist und dass das Austreten von Urin und vaginale Beschwerden zum normalen Alterungsprozess gehören. Das ist einfach nicht wahr und die Forschung bestätigt dies.

Wenn man einen Blick auf GSM wirft und eine der vielen GSM-Behandlungen zu seiner täglichen Schönheitspflegeroutine mit verschiedenen Cremes hinzufügt, kann man die Lebensqualität zurückgewinnen, indem man eine weitere Creme für da unten hinzunimmt.

Das Thema GSM bringt uns zurück zur Hautpflegeroutine. Wenn du denkst, dass Seife, Wasser und Gesichtscreme wichtig sind, warte ab, bis du die Vorteile des Auftragens einer Creme für da unten kennst. Stell dir vor, du putzt die obere Hälfte deines Körpers richtig heraus, während die untere Hälfte aus Zeitgründen vernachlässigt wird und somit trocken und gereizt ist, juckt, stinkt und undicht ist. Deine untere Hälfte kann nun genauso funktional und schön sein wie die obere. Frauen, die nicht nach den einfachen und erschwinglichen Behandlungen suchen, die heute zur Verfügung stehen, werden höchstwahrscheinlich keine sexuelle Befriedigung und die gewünschte Lebensqualität erhalten. Fügt man die Tatsache hinzu, dass man früher oder später auch mit Veränderungen der ableitenden Harnwege zu kämpfen hat, was sich in wiederholenden Harnwegsinfektionen widerspiegelt, dann hat man ein perfektes Rezept, um unglücklich zu sein und ein Leben lang tagtäglich zur nächsten Toilette rennen zu müssen.

Also, was passiert, wenn GSM mit der Menopause einsetzt. Zunächst einmal sind die Symptome, die sich abzeichnen, keineswegs lebensbedrohlich. Sie haben jedoch einen direkten Einfluss auf die Lebensqualität im Alltag und wurden von den betroffenen Frauen als eine chronische Erkrankung beschrieben, die ihre Lebensqualität beeinträchtigt. Das Östrogen, das bis zur Menopause im Frauenkörper zirkuliert, hält die Scheidenwände und die Harnwege prall und feucht und ist bereit, auf den Harndrang oder auf das großartige Lustgefühl beim Sex zu reagieren.

Da Östrogen eine große Rolle bei der Harnkontinenz spielt, ist es wichtig, dass man bei jedem Pinkeln die Blase vollständig entleeren kann, da es sonst zu einer Harnwegsinfektion kommen kann. Wenn der Östrogenspiegel nicht auf dem entsprechenden Niveau ist, wird dies zu einer olympischen Meisterleistung. Wenn der Östrogenspiegel niedrig ist oder Östrogen fehlt, ist es fast unmöglich, die Harnröhre zu kontrollieren und auf Kommando aufhören zu pinkeln. Wenn man in die Wechseljahre kommt, wird Urin austreten, ohne dass man es überhaupt weiß, bis man das Höschen überprüft oder anfängt, an sich selbst zu riechen.

Um funktionieren zu können, braucht das Bindegewebe da unten Östrogen genauso, wie ein Bodybuilder Nahrung braucht. Dasselbe gilt für das Gewebe und die Organe, die für die sexuelle Funktion verantwortlich sind. Wenn kein Östrogen mehr vorhanden ist, zeigt sich die sexuelle Dysfunktion in Form einer Abnahme des Kollagens und der Gewebeelastizität zusammen mit verringerten Blutgefäßen. Diese Veränderung in niedrigem oder fehlendem Östrogen führt zu GSM-Symptomen wie vaginale Trockenheit, Reizungen (sowohl vaginal als auch im alltäglichen Leben), Juckreiz, Empfindlichkeit, Blutungen und Schmerzen beim Sex. Östrogen ist ein wichtiger Bestandteil im Kampf der Frau gegen die negativen Auswirkungen des Genitourinären Syndroms der Wechseljahre (GSM).

Es stellt sich heraus, dass Östrogen und Östrogenrezeptoren eine sehr große Aufgabe im Körper der Frau zu erledigen haben.

Es scheint, dass wir immer noch sehr wenig darüber wissen, wie die molekularen Mechanismen des Östrogens tatsächlich funktionieren und wie sie im Körper der Frau wirken. Bisher scheint die Wissenschaft zu glauben, dass Östrogen und Östrogenrezeptoren viele Aufgaben im Körper, wie die Gesunderhaltung von Haut, Haaren, Knochen, Gewebe, Muskeln und alles, was mit dem Herz-Kreislauf-System zu tun hat, übernehmen. Die meisten Untersuchungen wurden über den Zusammenhang zwischen Östrogen und Krebs durchgeführt. Hier scheint die „große Angst" vor der Hormonersatztherapie ihren Ursprung zu haben. Wir schwingen nun das Pendel in die andere Richtung und entdecken, dass niedrige Östrogenmengen in den Wechseljahren sehr vorteilhaft sind, aber einfach ein regelmäßiges Monitoring durch den Arzt erfordern.

Das Wissen, dass Östrogen und Östrogenrezeptoren eine wichtige Rolle für die urologische und gynäkologische Gesundheit während der Wechseljahre spielen, öffnet eine Tür zur Zurückgewinnung der Lebensqualität, indem man offen ist für die vielen Lösungen, die für eine niedrig dosierte Hormonbehandlung zur Verfügung stehen.

Beim Versuch, nachzuvollziehen, was zum Teufel in den Wechseljahren vor sich geht, ging bei mir ein Licht auf, als ich folgendes erfuhr: So wie es aussieht sind Östrogenrezeptoren im gesamten Körper vorhanden, einschließlich der menschlichen Sanitäreinrichtung. Diese warten einfach auf das im Körper der Frau vorhandene Östrogen, welches den Rezeptoren sagt, was sie zu tun haben. Sie befinden sich in der Blase und Harnröhre sowie in der gynäkologischen Sanitäreinrichtung, die für die sexuelle Funktion zuständig ist. Das Östrogen zirkuliert durch das System und sagt den Rezeptoren im Wesentlichen, was sie „zu tun oder zu lassen" haben. Dieses Nachrichtensystem zwischen Östrogen und Östrogenrezeptoren ist das, was den Pinkelreflex aktiviert oder deaktiviert. Wenn das System einen Östrogenmangel aufweist, gibt es keine Möglichkeit, den Östrogenrezeptoren zu sagen, dass sie ihre Arbeit tun sollen. Daher verschlimmert sich sowohl der urologische als auch der gynäkologische Gesundheitszustand und alle arbeitenden Gewebe und Muskeln funktionieren nicht mehr richtig.

Wir wissen immer noch nicht genug über die Vorteile des molekularen Mechanismus des Östrogens und der Östrogenrezeptoren. Wir wissen, dass sie in der Blase und der Harnröhre sowie in dem Konstrukt, welches für die Sexualität verantwortlich ist, vorhanden sind. Es ist notwendig, dass ein Östrogenspiegel im Körper der Frau vorhanden ist, der den Rezeptoren sagt, was sie tun sollen und die Auswirkungen von GSM minimiert. Der einzige Weg für Frauen, dieses Ziel zu erreichen, ist, sie und ihre Ärzte für das Thema zu sensibilisieren, damit beide die Vorteile von lokal angewendetem Östrogen verstehen und sehen, wie es im Kampf gegen GSM eingesetzt werden kann.

Nun, da du nun ein klares Verständnis von GSM und östrogenarmen Therapien hast, um deine Lebensqualität zu verbessern, ohne dabei deine Gesundheit aufs Spiel zu setzen, erlaube mir nun, meine Östrogengeschichte und die meiner Zwillingsschwester mit dir zu teilen. Ich gab ihr das Buch zum Lesen, während ich immer noch daran arbeitete, da sie sich immer für mein Projekt interessierte und mich nie anlügen würde, ob es gut oder schlecht ist. Diejenigen unter euch, die Helen kennen, lachen und nicken wahrscheinlich gerade mit dem Kopf.

Helen und ich waren eines Abends auf Lautsprecher geschaltet und besprachen unsere persönlichen Hormonersatztherapien, während der Penisdoktor, der in der Nähe stand, unser Telefonat mitlauschte. Wir diskutierten dieses Kapitel und die Auswirkungen von Östrogen. Helen und ich nehmen unser Östrogen unterschiedlich ein. Sie verwendet lokale, niedrig dosierte Östrogene und ich benutze eine topische Kombination aus Creme und einer Pille, was als systemische Östrogentherapie bezeichnet werden kann.

HAUTCREMEUNTERNEHMEN – BEFEUCHTE SIE!

Helen fragte mich, wo ich meine Creme auftrage und wie viel ich benutze. Ich sagte ihr, dass ich die Creme auf meiner Schulter einreibe, wie mein Mann es tut, wenn er sein Testosteron aufträgt. Ich liebe die Wirkung seines Testosterons, aber das ist ein anderes Kapitel! Ich rieb das Östrogen auf meiner Schulter ein, weil es auf dem Etikett keine Hinweise gab, wie ich es hätte richtig machen sollen. Der Penisdoktor mischte sich sofort in das Gespräch ein und wollte wissen, ob mein Gynäkologe mich über die Anwendung instruiert hat. Ich fand, dass es eine dumme Frage war, da er bereits wusste, dass ich es falsch machte. Meine Unwissenheit darüber, wo die Creme aufgetragen werden sollte, schien ihn zu irritieren. Trotz seiner fordernden Stimme, die eine korrekte Antwort verlangte, war ich klug genug zu fragen: „Wo muss ich sie denn auftragen?"

Der Penisdoktor zeigte mir sofort genau, wo ich die Creme hätte einmassieren sollen. Er klemmte sich die linke Hand in die Innenseite des Oberschenkels und erschreckte wahrscheinlich während der Demonstration seinen linken Hoden zu Tode. Ich war schockiert, als ich erfuhr, dass die Creme auf die Innenseite des Oberschenkels aufgetragen wird. Offensichtlich ist der innere Oberschenkelbereich bei Frauen eine bessere Stelle für die Absorption der Creme. Das hätte ich mir denken können, denn das ist eine herrliche Stelle während eines Dates am Freitagabend!

Wie sich herausstellte, rieb ich diese verdammte Creme bereits seit einem Jahr auf meiner Schulter ein. Ich war eine vorbildliche Patientin und schaffte es zu jeder meiner Blutuntersuchungen und dem Gespräch bezüglich meiner Hormone. Meine Dosierung war zweimal geändert worden, da meine Ergebnisse etwas niedrig waren. Jetzt weiß ich, warum meine Östrogenwerte so niedrig waren. Ich habe die verdammte Creme auf meiner Schulter eingerieben, welche eine geringe Absorptionsfläche bei Frauen ist. Es sind diese kleinen Details, die den Frauen das Gefühl geben,

Bürger zweiter Klasse zu sein. Man sollte meinen, als Frau des Penisdoktors hätte ich es entweder besser wissen müssen oder hätte mich schon viel früher dabei ertappen sollen, dass ich es falsch machte.

Vor dem Hintergrund einer fehlenden Anweisung auf meiner verschreibungspflichtigen Tube und der fehlenden detaillierten Anleitung oder Demonstration meines Arztes zur korrekten Anwendung des Produktes war das ein Problem. Es wäre fantastisch gewesen, über meinen Kampf gegen GSM vollständig aufgeklärt zu werden. Ich bin mir sicher, dass mein Arzt davon ausging, dass der Penisdoktor mir bereits gesagt hatte, wie ich das Zeug anwenden sollte. Offensichtlich ist das nie passiert, und ausgerechnet ich war genauso ignorant wie die meisten anderen Frauen, die wie ich unter GSM leiden.

Meine Zwillingsschwester setzt das Gespräch fort, indem sie mir erzählt, dass auch sie keine Anweisungen auf ihrer verschreibungspflichtigen Tube hatte. Sie hatte keine Ahnung, dass sie ihr Östrogen an einer sehr strategische Stelle einreiben sollte. Sie bekam auch keine Anweisungen, wie viel sie wann verwenden muss. Offensichtlich ist es am besten, die Creme abends vor dem Schlafengehen aufzutragen. Helen war ein bisschen besorgt über die Verwendung von Östrogen, weshalb sie selbstständig beschlossen hat, es nur zweimal pro Woche anzuwenden, ohne die Folgen einer Selbstmedikation tatsächlich zu verstehen. Als der Penisdoktor dies mitbekam, war er erneut entsetzt über die mangelnde Aufklärung zwischen Arzt und Patientin, wenn es darum geht, eine Hormonersatztherapie richtig durchzuführen.

Um optimale Ergebnisse mit niedrig dosiertem vaginalem Östrogen zu erzielen, muss es jeden zweiten Tag angewendet werden. Die Menge sollte vom Arzt festgelegt und auf dem Rezept angegeben werden. Wenn der Arzt anweist, es dreimal pro Woche zu benutzen, dann sollte man es auch bitte dreimal pro Woche tun. Dies ist ein wichtiger Teil des Behandlungsplans. Es hätte meiner Schwester sehr geholfen, wenn sich der Arzt während des Termins die Zeit zum Erklären genommen hätte, warum es notwendig ist, die Creme dreimal pro Woche aufzutragen und genau gezeigt hätte, wo die Creme aufgetragen wird, wie viel Creme und wie tief sie eingerieben werden muss. Man spielt dort unten mit einer Creme herum und auch noch ohne richtige Einweisung, und läuft dann den ganzen Tag damit herum. Dies sind die kleinen Dinge, die einem das Leben entweder leicht oder schwer machen können. Das ist ein großartiges Beispiel dafür, dass Bildung frei machen soll. Haben wir das nicht schonmal irgendwo gehört? Danke, Oprah!

Die andere Frage, die meine Zwillingsschwester stellte, war, ob die Östrogencreme, die sie benutzte, irgendwelche Nebenwirkungen bei ihrem Mann verursachen könnte? Gute Frage. Ich stellte mir sofort seinen schrumpfenden Penis und seine wachsenden Männerbrüste während der Liebesnacht vor. Zum Glück informierte der Penisdoktor uns beide, dass es keine Nebenwirkungen für den Partner gibt, wenn er mit einer der Östrogencremes in Kontakt kommt, unabhängig davon, ob die Frau es auf die Innenseite der Oberschenkel, auf die Vagina oder auf die Schulter aufträgt.

Diese Probleme sind nur einige der wenigen Probleme, wenn es darum geht, Ärzte über die Behandlung von GSM auf den neuesten Stand zu bringen. Es müssen mehr Gespräche zwischen Frauen und Ärzten zur Aufklärung über GSM stattfinden und die Schritte gemeinsam mit der Patientin durchgegangen werden, um über die richtige, auf die jeweilige Patientin zugeschnittene Östrogenart zu informieren und sie zu verschreiben. Diese Behandlungen funktionieren und sind notwendig, um die Symptome von GSM zu reduzieren, die die Lebensqualität beeinträchtigen können.

GSM ist eine chronische Erkrankung, bei der es keine Aussicht auf Verbesserung gibt, wenn nicht eingegriffen wird oder sie unbehandelt bleibt. Frauen müssen sich damit abfinden, dass sie älter werden. Das ist vollkommener SCHWACHSINN. Ich rate dazu, diese Diskussion mit einem fachkundigen Arzt zu führen, der über alle Facetten von GSM informiert ist, und einen Weg findet, einem zu helfen. Man sollte nicht allzu lange warten und etwas tun. Es liegt in seiner eigenen Verantwortung, sich zu erkundigen, sich etwas anzueignen, zu handeln und sich besser zu fühlen.

Ich hoffe, dass ich nun die Aufmerksamkeit von Frauen, Pharmaunternehmen und Hautpflegeherstellern auf mich gelenkt habe. Wir sollten uns alle gegenseitig dabei unterstützen, GSM zu verstehen, zu erforschen und zu behandeln, indem wir Frauen auf der ganzen Welt über die Behandlungsmöglichkeiten auf die gleiche Art aufklären wie Hautpflegeunternehmen die Psyche jeder Frau bezüglich ihres Gesichts, ihres Halses und ihrer Hände beeinflussen.

Man muss bedenken, dass die Hälfte des Planeten weiblich ist und die Hälfte dieser Frauen bereits irgendwelche Cremes dieser großen Hautpflegeunternehmen ausprobiert hat. GSM sollte bis zum Erbrechen diskutiert werden. Es ist normal und völlig in Ordnung darüber zu sprechen, wie man die Vagina in den Wechseljahren sicher befeuchtet und mit niedrig dosierten Hormonen behandelt.

Laut der in 2010 durchgeführten Volkszählung in den USA sind etwa 50 Millionen Frauen im Alter von 51[2,3] Jahren, was dem Durchschnittsalter der Wechseljahre entspricht. Das ist eine Menge Creme, egal ob für die Hände oder für die Vagina! Laut einer Studie erkundigen sich leider nur sehr wenige Ärzte nach den GSM-Symptomen ihrer Patientinnen. Das Hinauszögern einer Behandlung kombiniert mit der Sorge der Patientin um die Sicherheit topischer vaginaler Therapien, hält dieses Thema

---

[2] Howden LM, Julia. Age and Sex Composition: 2010. In. Commerce USDo, trans. United States Census Bureau: U.S. Census Bureau; 2010.

[3] Avis NE, McKinlay SM. The Massachusetts Women's Health Study: an epidemiologic investigation of the menopause. J Am Med Womens Assoc (1972). 1995;50(2):45-49, 63.

unter Verschluss. Das ist einfach verrückt, wenn man bedenkt, dass GSM bei bis zu 90% der postmenopausalen Frauen klinisch nachgewiesen werden kann[4]. Frauen gehen über das ohnehin schon geschäftige Leben hinaus zum Arzt, um sich untersuchen zu lassen. Es ist an der Zeit, dieses Gespräch zu beginnen und sich über die aktuelle Forschung zu niedrig dosierten Östrogentherapien zur Behandlung von GSM zu erkundigen.

Probleme mit niedrigem Östrogenspiegel werden von den meisten Frauen oft nicht als Grund für ihre Probleme mit dem unteren Harntrakt oder vaginalen Beschwerden erkannt. Genital-, Sexual- und Harnprobleme können auf ähnliche Weise behandelt werden, wie man sein Gesicht, seinen Hals und seine Hände mit Cremes pflegt. Der einzige Unterschied ist, dass die Creme für da unten die Lebensqualität hinsichtlich der eigenen Sanitäreinrichtung erhöht und das vaginale Wohlbefinden steigert.

Die Behandlung von GSM ist nicht viel anders als eine Mammographie oder eine Cholesterinuntersuchung, die man bei regelmäßigen Besuchen seines Urologen oder Gynäkologen machen lässt. Eine angemessene, wirksame Therapie für GSM sollte Teil jeder Pflege- und Schönheitsroutine von Frauen in den Wechseljahren sein. Der einzige Unterschied, wenn man eine niedrig dosierte Östrogencreme benutzt, besteht darin, dass man seinem Facharzt für Urologie oder Gynäkologie, der mit dem Genitourinären Syndrom der Wechseljahre (GSM) vertraut ist, regelmäßiger besuchen sollte.

Ich kann mich daran erinnern, als meine Zwillingsschwester und ich viel jünger waren und unsere Großeltern zu Besuch kamen. Meine Oma verbrachte viel Zeit damit, sich fertig zu machen, und wir beobachteten sie, während sie ihr Schönheits-

---

[4] Palacios S, Nappi RE, Bruyniks N, Particco M, Panay N, Investigators ES. The European Vulvovaginal Epidemiological Survey (EVES): prevalence, symptoms and impact of vulvovaginal atrophy of menopause. Climacteric. 2018;21(3):286-291.

programm durchführte. Das Einzige, woran ich mich erinnern kann, und das bringt mich immer zum Lachen, war der Parfümspritzer zum Schluss, quasi als letzter Schliff. Sie spritzte etwas Parfüm auf ihren Hals, ein wenig auf ihre Handgelenke und einen letzten Spritzer zwischen die Beine, als kleines Extra! Ich habe mich immer gefragt, warum sie das getan hat.

Als ich älter wurde, erfuhr ich, dass aufgrund der oben genannten GSM-Symptome der Schritt einer Frau wegen austretendem Urin oder unerkannten Harnwegsinfektionen unangenehm riechen kann. Die Tage, an denen wir uns Parfüm in den Schritt sprühen, sind vorbei. Traue dich und suche das Gespräch zu deinem Arzt. Wenn er GSM nicht kennt, dann schenke ihm ein Exemplar dieses Buches und suche dir einen moderneren Arzt, der sich wirklich um deine urologische und klimakterische Gesundheit kümmert.

Eine Studie ergab, dass sich nur 13% der Ärzte bei ihren Patienten nach GSM-Symptomen erkundigten[5]. Selbst nachdem bei der Patientin Symptome festgestellt wurden, würden die meisten Frauen trotz der Beeinträchtigung ihrer Lebensqualität weiterhin unbehandelt bleiben. Der Widerstand gegen die Verschreibung von niedrig dosiertem Östrogen ist ein veralteter Ansatz und ein Warnsignal dafür, ob der Arzt auf dem neuesten Forschungsstand ist und die Vorteile von niedrig dosiertem Östrogen kennt. Östrogen ist kein böses Wort. Es ist der Schlüsselfaktor für eine Frau, um ihre Lebensqualität in Bezug auf ihre urologischen Probleme und ihre sexuelle Gesundheit wiederzuerlangen.

Obwohl viele Frauen glauben, dass Hormontherapien mit inhärenten Risiken verbunden sind, ist dies bei den meisten Frauen, die niedrig dosiertes Östrogen in irgendeiner Form

---

[5] Portman DJ, Gass ML. Genitourinary syndrome of menopause: new terminology for vulvovaginal atrophy from the International Society for the Study of Women's Sexual Health and the North American Menopause Society. Maturitas. 2014;79(3):349-354.

verwenden, nicht mehr der Fall. Nehme dir Zeit für ein Gespräch mit deinem Facharzt für Urologie oder Gynäkologie, der sich auf dem neuesten Stand der Forschung und der richtigen Anwendung von niedrig dosiertem Östrogen befindet. Höre nicht auf Fernsehwerbung, die versucht, dir etwas zu verkaufen, was mit deinen Hormonen zu tun hat. Überlasse das dem Arzt. Stell dir vor, du verbesserst deine Lebensqualität, indem du einen einfachen Zwischenschritt zu deinem Schönheitsprogramm hinzufügst. Obwohl viele Frauen sich beim Gedanken, sich da unten noch was anderen einführen zu müssen, unwohl fühlen, überwiegen die Vorteile bei weitem die Beschwerden.

Für alle Männer unter euch, die es durch dieses Kapitel geschafft haben: Wenn eure Frau nicht ihren Arzt anruft, dann nehmt den Hörer in die Hand und macht es selbst. Eine zusätzliche Creme im Haus wird eure Beziehung bereichern. Gesichts-, Hals- und Handcremes sind großartig, wenn die Lichter an sind, aber eine Creme für da unten ist großartig, wenn sie aus sind. Ihr werdet sehr davon profitieren, wenn ihr ihr zur Seite steht und sie bei der Flut an Informationen unterstützt, von der sie überwältigt sein wird. Die Östrogentherapie verbessert nicht nur die Lebensqualität der Frau, sondern auch die Beziehungsqualität des Mannes. Östrogen ist dein Freund, und denk dran, reibe es an der Innenseite der Oberschenkel ein, nicht auf der Schulter!

20

SEXTIPPS FÜR DEINE NEUE SANITÄREINRICHTUNG

*Das Unbekannte erhellt die Seele,
wenn die Angst besiegt ist*

Nun, nachdem wir das Kapitel über Lustlosigkeit behandelt haben und herausgefunden haben, dass mein Penisdoktor-Ehemann ein Experte für Sexualmedizin ist, ergeben sich vielleicht noch weitere Fragen in Bezug auf Sex. Ich rate zunächst dazu, sicherzustellen, dass der Urologe dich in einen funktionsfähigen Zustand bringt, dass deine sexuelle Sanitäreinrichtung wieder einsatzbereit ist und dass dein Hormonspiegel auf seinem ursprünglichen Level ist. Danach liegt es an dir und deinem Partner/deiner Partnerin, eure Körper auf eine für beide Seiten angenehme Art und Weise zu erforschen und einen neuen Weg zur Wiedergewinnung der Lust zu finden, der für euch beide angenehm ist. Der Penisdoktor ist kein Sexualmediziner, sondern ein Klempner, der es versteht, deine Geschlechtsorgane in einen funktionsfähigen Zustand zu bringen. Sobald du richtig gelotet bist, keine Lecks hast und die Schmierstoffpegel zufriedenstellend sind, werdet ihr euch gegenseitig in den Wahnsinn treiben.

Ich bringe das Thema in diesem Kapitel zur Sprache, weil meine Zwillingsschwester das Gefühl hatte, dass es ein ganzes Kapitel mit Sextipps geben müsste. Ich hielt das für eine seltsame Bitte, da ich weiß, dass ein Urologe kein Sexualtrainer ist. Offensichtlich denkt meine Schwester, dass mein Mann auf diesem Gebiet nahezu allwissend ist. Das muss an all den Gesprächen liegen, die wir im Laufe der Jahre über alle Dinge, die die Ehe betreffen, geführt haben.

Meine Schwester hat mir geholfen, die Rolle des Urologen klar abzugrenzen und was er genau mit dem Sexualleben zu tun hat. Ein Urologe kann die Probleme mit den Geschlechtsorganen behandeln und diese mit hoher Wahrscheinlichkeit reparieren oder wieder zum Laufen bringen. Allerdings gibt ein guter Urologe keine Tipps, wie man den Orgasmus erreicht. Das liegt an dir und deinem Partner/deiner Partnerin, während ihr die Bandbreite eurer aktualisierten urologischen Sanitäreinrichtungen erkundet. Das ist die Chance, eure Talente zu entdecken.

21

SUCHE EINEN UROLOGEN ODER UROGYNÄKOLOGEN AUF

Jetzt kennst du die drei häufigsten urologischen Beschwerden bei Männern und Frauen. Dies ist nur die Spitze des Eisbergs in Bezug auf die Sachen, die mit Urologie in Verbindung gebracht werden. Wir wissen jetzt, dass die Top 3 Themen bei Männern Lustlosigkeit, erektile Dysfunktion und Prostataprobleme sind. Die Top 3 Themen bei Frauen sind Lustlosigkeit, Inkontinenz und Beckenbodensenkung. Jede dieser Erkrankungen sollte nur von einem Facharzt für Urologie behandelt werden, der sich weiterbildet und die neuesten und effektivsten Methoden kennt und versteht, um sich um deine urologische Gesundheit entsprechend kümmern zu können. Es gibt eine Lösung für alle urologischen Probleme, mit denen jeder von uns irgendwann mal im Laufe seines Lebens konfrontiert werden könnte.

Meine Botschaft an alle Männer und Frauen würde lauten: „SUCHE EINEN UROLOGEN ODER UROGYNÄKOLOGEN AUF". Der Penisdoktor erzählt mir, dass Patienten zu lange zögern, bevor sie um Hilfe bitten. Frauen sind es gewohnt, mit Beschwerden umzugehen und nehmen sich oft nicht die Zeit für sich selbst, bis es letztendlich zu einer Katastrophe, wie z. B. ungewolltes Austreten von Harn während des Orgasmus, kommt. Männer warten allem Anschein nach so lange, bis sie bereits Blut im Harn haben. Je schneller man einen Facharzt für Urologie oder Urogynäkologie aufsucht, desto besser. Deine Lebensqualität wartet darauf, dass du zum Telefon greifst und deinen Facharzt für Urologie oder Urogynäkologie anrufst.

22

BECKENBODENTHERAPIE – NEIN, NICHT DIESE ART

*Lernen ist ein Geschenk
wie kein anderes*

Aus Neugierde musste ich eine wirklich tolle Frage an den Penisdoktor stellen. Ich wollte wissen, wie er bestimmen kann, ab wann eine Frau ein Beckenbodentraining oder eine Operation braucht. Meine Frage war eigentlich keine gute Frage, da dies keine Entweder-Oder-Situation ist. Ob eine Frau mit einer einfachen Physiotherapie davonkommt oder möglicherweise eine Operation braucht, das kann nur durch eine gründliche Untersuchung durch den Urologen festgestellt werden. Natürlich musste ich fragen, was das anfängliche Indiz war, welches meinen Penisdoktor-Ehemann zeigen würde, was gemacht werden muss. Diese Frage führte zu einem Gespräch, das mich in einen virtuellen Untersuchungsraum versetzte, den ich am liebsten nie betreten hätte.

Ich habe mir nie wirklich Zeit dafür genommen, innezuhalten und darüber nachzudenken, was mein Mann eigentlich tagtäglich macht. Ehrlich gesagt, ich stelle mir ihn einfach nur im Operationssaal mit diesem albernen Haarnetz und dem mit Blutspritzern bedeckten Kittel vor. Das Visuelle allein reicht aus, um alle weiteren Gedanken einfach zu unterbinden. Du kannst dir vorstellen, wie geschockt und überrascht ich war, als mein Mann anfing, zu erzählen, was er tun muss, um die Notwendigkeit eines Beckenbodentrainings oder einer möglichen Operation zu bestimmen.

Völlig unbekümmert erzählt mir der Penisdoktor, dass er während der Untersuchung seine Finger in die Vagina der weiblichen Patientin steckt und sie darum bittet, seine Finger zusammenzudrücken. Ich bin mir ziemlich sicher, dass ich danach kein Wort mehr gehört habe, denn ich war völlig schockiert, dass mein Mann den ganzen Tag lang Vaginen testete. Ich wusste, dass er Penen repariert, aber ich wusste nicht, dass er auch ein Experte für Vaginen ist.

Der Penisdoktor berichtet mir weiterhin, dass, wenn eine Frau seine Finger während der Untersuchung nicht zusammendrücken kann, er sie zu seinem Beckenbodenphysiotherapeuten für ein Beckenbodentraining überweist, welches Übungen wie z. B. Kegelübungen beinhalten kann. In Bezug auf das Beckenbodentraining sind das die bekanntesten Methoden. An diesem Punkt zwang ich den Penisdoktor dazu, das, was er gerade gesagt hatte, noch einmal zu wiederholen. Ich fragte dann, warum er sie bitten würde, seine Finger zusammenzudrücken. Der Penisdoktor sagte mir, dass eine Frau in den meisten Fällen nicht seine Finger zusammendrückt, sondern stattdessen ihr Gesäß oder ihren Bauch anspannt, was die Diagnose eines nicht vorhandenen Beckenbodenmuskels, also Inkontinenz, oder sogar einer Beckenbodensenkung zur Folge hat.

Als ich erfuhr, dass mein Mann einen Beckenbodenphysiotherapeuten hatte, musste ich diese Person sofort treffen und ein Gespräch führen, um alles über die Welt des Beckenbodentrainings zu erfahren. Ich bat meinen Mann, mich so schnell wie möglich mit seinem Physiotherapeuten in Verbindung zu setzen, damit ich alle verfügbaren Informationen zur Lösung der Beckenbodensenkung und Inkontinenz bei Frauen und

Männern erhalten konnte. Ich näherte mich diesem Herrn, als wäre er der Star auf dem roten Teppich.

Ich traf Dr. Alex an einem geschäftigen Morgen in der Praxis. Ich wollte sehen, ob er tatsächlich einen Patientenstamm hat, der seine Dienste benötigt. Dr. Alex kam genau zur rechten Zeit und war sehr glücklich, mich in seinem Therapiezimmer willkommen zu heißen, wo die ganze Magie für Patienten mit undichten Rohren geschah. Als wir den Untersuchungsraum betraten, war Dr. Alex sehr nett und freute sich auch, dass ich mich dafür interessiere, was er in unserer Praxis tut. Ich machte Dr. Alex klar, wie begeistert ich war, dass er sich unserer Praxis angeschlossen hatte und damit eine weitere wertvolle Ressource für die Patienten meines Mannes war. Ich musste ihn dann darauf hinweisen, dass ich einfach nur die Ehefrau und keine Ärztin bin, also sollte er es langsam angehen und auf meine Fragen mit Geduld antworten, da sie vielleicht ein bisschen ignorant sein werden.

Auf den ersten Blick schien der Behandlungsraum wie jeder andere medizinische Behandlungsraum zu sein, mit Ausnahme einiger weniger Gegenstände. Es gab einige einfache Trainingsgeräte wie Medizinbälle, Dehnungsbänder und sehr leichte Gewichte. Ich wusste nicht, dass das einschüchterndste Gerät im Raum letztendlich der Computer sein würde. Ich hätte die Kabel mit den Elektroden an ihren Enden bemerken sollen, die aus dem Computer rausragten. Schließlich werden diese an sehr strategischen Stellen platziert, um das Gehirn darauf zu trainieren, wie man die Muskeln dort unten dazu bringt, richtig und konstant zu reagieren, um sie zu trainieren und zu stärken.

Dr. Alex fuhr mit seiner Erzählung fort, dass die urologische Praxis die meistbesuchteste Praxis unserer Stadt sei, was bestätigte, dass fast jeder irgendeine Art von urologischen Beschwerden hatte, egal ob Männer oder Frauen. Das erklärte auch, warum ich meinen Mann so selten sah. Die Beckenbodentherapie ist geschlechtsunabhängig und wird bei Männern und Frauen gleichermaßen angewendet.

Ich konzentrierte mich auf Dr. Alex wie ein Chemiker in seinem Labor, der versucht, das Geheimnis zu entlüften. Schließlich waren wir beide auf einer Mission. Ich musste dieses Buch schreiben und er musste die Menschen über seine Dienste aufklären und wie er ihnen helfen konnte. Ich war positiv überrascht, dass Dr. Alex, genauso wie mein Mann, wie ein Weihnachtsbaum leuchtete, weil ich ihm eine urologische Frage gestellt habe.

Ich begann unsere Unterhaltung, indem ich ihm von dem Gespräch mit meiner Kindheitsfreundin und ihrer Erfahrung mit den Ben Wa Balls erzählte. Aber genau wie mein Mann wusste auch Dr. Alex nicht, was Ben Wa Balls sind. Er dachte, das waren Franzosen. Ich bin nicht sicher, wie er darauf kam, aber es brachte mich zum Lachen. Ohne zu zögern, hackte ich sofort ein und begann, ihn über diese für seinen Beruf möglicherweise relevante Entdeckung aufzuklären. Er verglich sie mit inneren Gewichten. Seine Beschreibung gefiel mir sehr gut und ich werde diesen Begriff höchstwahrscheinlich in allen zukünftigen Gesprächen mit meiner Freundin verwenden.

Dr. Alex ließ sich das Experiment mit den Ben Wa Balls von mir erklären und ging dann auf das eigentliche Thema des Gesprächs ein: Das Beckenbodentraining und seine Wirkung bei Männern und Frauen. Er begann mit seinem Handwerkszeug rumzuprahlen. Er erklärte, dass der Zweck des Untersuchungstisches darin besteht, dass der Patient im Liegen mit den grundlegenden Beckenbodenübungen beginnen kann, um die Auswirkungen der Schwerkraft auf den Beckenbodenmuskel zu beseitigen. Diese Position ermöglicht ihm, die Beckenbodenmuskulatur richtig zu identifizieren und dann mit der Kräftigung des Beckenbodens fortzufahren.

Nach dem Verlassen der Liegeposition kann der Patient dann die Sitzposition einnehmen und die empfohlenen physiotherapeutischen Übungen durchführen. Ist die Sitzposition gemeistert und gefestigt, die Muskeln gedehnt und entspannt, kann der Patient die Therapie in der Stehposition durchführen. Im Stehen kann der Patient die Beckenbodenmuskulatur weiter stärken, so dass es wieder möglich ist, Grundübungen im Stehen, in der Hocke und im Ausfallschritt auszuführen und sogar zu laufen und zu springen. Diese Grundübungen führen bei Patienten mit Inkontinenzproblemen zu einem erhöhten unfreiwilligen Austritt von Urin und mindern die Lebensqualität. Beckenbodentraining ist eine Win-Win-Situation für jeden, der unfreiwillig Harn verliert.

Dr. Alex betont, dass es am wichtigsten sei, zu erlernen, wie man die Beckenbodenmuskeln entspannen und stärken kann, damit sie richtig funktionieren. Er nutzt die Schwerkraft als eines seiner Werkzeuge für das Krafttraining. Er konzentriert sich darauf, dass die Muskeln gedehnt und gestärkt sind, um anschließend eine bessere Ruhepause und einen besseren Muskeltonus des Beckenbodens zu erreichen. Am Ende hat der Patient einen natürlich entspannten Beckenbodenmuskel, weil er nun stärker ist und Gebärmutter und Blase so halten kann, wie er es schon tat, als der Patient noch viel jünger war.

Dieser neu erlangte Status ermöglicht es dem Patienten, seinen Hintern zu schwingen, ohne dass seine Organe auf die Tanzfläche rausfallen. Kontinenz ist das neue A und O, die jeder Mensch gerne erreichen möchte und in die Welt rausschreien möchte: „Sieh mich an, ich laufe nicht mehr aus!"

Erinnerst du dich an den Computer im Untersuchungsraum? Nun, dies ist das kleine Juwel mit Elektroden, die aus ihm rausragen und geschickt an sehr spezifische Stellen angebracht werden, die Muskelbewegungen und Muskelkraft im Beckenboden erkennen können. Biofeedback ist eine sehr effektive Möglichkeit für den Patienten, Fortschritte zu erkennen, die er bei den Beckenbodenübungen macht. Obwohl dieser Ansatz ein wenig bedrohlich erscheint, berichtete Dr. Alex, dass dies für seine Patienten der Lieblingspart der Therapie ist, weil sie nun die Fortschritte sehen können, die sie in Richtung Kontinenz machen.

Körperhaltung! Wir alle haben noch die Stimme unserer Mutter im Kopf, die uns sagte, dass wir unseren Rücken gerade machen sollen. Jetzt, wo man älter ist und wahrscheinlich Harn verliert weiß man, dass die Mutter Recht hatte. Dr. Alex sagte, dass, wenn eine Person eine schlechte Haltung oder ein Hohlkreuz hat, kann dies die Blase leicht abdrücken und die Nerven im unteren Rücken abklemmen. Stell dir einfach eine Person vor, die ihre Pobacken rausstreckt. Diese Position verursacht Druck auf die Organe und kann die Nerven, die die Blase kontrollieren, reizen. In einigen Fällen ist eine Reizung der Blasennerven der Zonk der Inkontinenz. Wer hätte gedacht, dass es eine korrekte Haltung gibt, die dabei hilft, den Harn zu kontrollieren?

Die richtige Haltung zur Förderung einer gesunden Harnkontrolle ist eine leichte Neigung des Beckens nach vorne, während die Schultern gerade bleiben. Stell dir vor, dass man seinen Penis leicht nach außen und nach vorne strecken kann. Meine Damen, für diese Übung müssen Sie sich gedanklich anschnallen. Das ist machbar. Jetzt stellt man sich vor, dass man den Penis leicht aufblitzen lässt und ihn ein wenig nach vorne hält, während man den Rücken und die Schultern gerade hält. Das ist die magische Position für eine gute Körperhaltung in Bezug auf die eigene Sanitäreinrichtung. Diese leichte Anpassung der Körperhaltung kann im Laufe der Zeit einen großen Unterschied ausmachen und die Kernmuskulatur stärken, die benötigt wird, um den Beckenboden zu stärken.

Das ist der Teil, auf den ihr alle gewartet habt! Was wird eigentlich bei der Physio-Sprechstunde gemacht, um eure urologischen Probleme zu lösen? Es beginnt wie die meisten an-

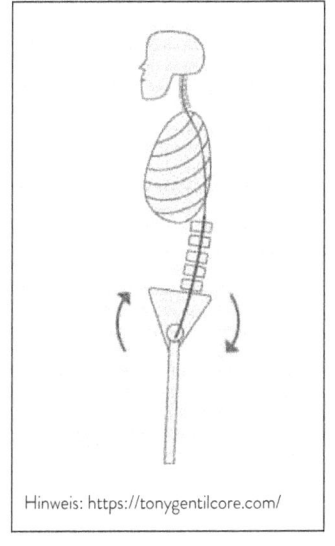

Hinweis: https://tonygentilcore.com/

deren physiotherapeutischen Behandlungen. Der Physiotherapeut legt einen auf den Untersuchungstisch und überprüft die Beweglichkeit der Gelenke. Denn er möchte sicherstellen, dass man seine Gesäßmuskeln (Pobacken) einsetzen und dass man seine Knie und Hüften bewegen kann. Diese Muskeln sind an der Stärkung des Beckenbodens beteiligt. Nachdem die Beweglichkeit und die Stärke ermittelt wurden, kann der Physiotherapeut einen Medizinball als Hilfsmittel verwenden, um zu überprüfen, ob man in der Liegeposition seine Unterschenkel auf den Ball legen kann. Er oder sie bittet, die Hüften und Knie zu bewegen. Gleichzeitig kann der Physiotherapeut einen dazu auffordern, die Beckenbodenmuskulatur bei der Bewegung der Beine zu aktivieren. Diese Art der Konditionierung mag einfach klingen, aber wenn man ausläuft, stellt man sich bereits die Pfütze vor, die sich unter einem bildet.

Die zweite Phase der Physiotherapie wird etwas intimer, nachdem die grundlegende Kraftbeurteilung und der Beweglichkeitstests abgeschlossen wurde. Der Arzt wird einen bitten, die Hose auszuziehen und wird eine Form von Biofeedback anwenden, die eine Art Verbindung zwischen Geist und Körper schafft. Durch das Anschließen von Sensoren eines Computermonitors an die Genitalien wird der Physiotherapeut einen zunächst dabei unterstützen, die richtigen Muskeln zu finden, um sie zu kontrahieren und wieder zu entspannen, indem man sich die Beckenbodenmuskeln vorstellt und sie dann richtig einsetzt. Der Zweck der ersten Behandlung ist die Minimierung der Beschwerden. Der Arzt kann auf diese Weise immer noch Ergebnisse erzielen. So wie die Elektroden wird man selbst auch die Fortschritte bemerken.

Beim Biofeedback gibt es einen Computermonitor, der anzeigt, wie gut der Muskel reagiert, wenn man die Beckenbodenmuskeln kontrahiert und entspannt. Der Physiotherapeut wird einem sagen, den Rücken oder die Hüften nicht zu bewegen und sich darauf zu konzentrieren, nur den Beckenboden zu kontrahieren und zu entspannen. Der Computermonitor signalisiert, wenn es richtig gemacht wird und reagiert nicht, wenn man etwas falsch macht.

An diesem Punkt während meines Interviews mit Dr. Alex kam ich fast in Versuchung, die Biofeedback-Übung selbst auszuprobieren, um wirklich zu verstehen, über welche Muskeln er verdammt nochmal sprach. Ich wollte mehr darüber wissen. Er informierte mich, dass die Muskeln die gleichen sind, die man benutzt, wenn man versucht, einen Furz zurückzuhalten. Ja, Dr. Alex hat das Wort „Furz" während eines sehr ernsten Interviews benutzt. Allerdings sprach Dr. Alex dieses Wort mit einer so sanften Stimme aus, dass es tatsächlich so klang wie die Harfe in einem Orchester.

Nachdem Dr. Alex beschrieben hat, wie man den Beckenbodenmuskel findet, nämlich indem man den Furz krampfhaft zurückhält, leuchtete es mir ein und ich wusste sofort, wo der Beckenbodenmuskel genau war. Wenn ich der Arzt wäre, würde ich euch sagen, dass ihr nach Hause gehen und die Lebensmittel essen solltet, die euch wie ein Rockstar furzen lassen, damit ihr das Zurückhalten eurer Fürze als Teil eurer Beckenbodentherapie einsetzen könnt. Bei dem Gedanken, dass ich meine Fürze zurückhalten musste, war ich plötzlich um einiges erleichtert.

Mir wurde nun klar, dass die Furzgeräusche, die ich aus allen Ecken hörte und die dem Geräuschpegel eines New Yorker Staus gleichzusetzen waren, während ich meine Mutter im Pflegeheim besuchte, in Zusammenhang mit der Beckenbodenmuskulatur standen. Es war immer wieder erstaunlich, wie die Bewohner durch die Gänge gingen und bei jedem Schritt furzten, bis sie den Speisesaal erreichten. Das Interessante daran war, dass sie entweder den Furz nicht hörten, ihn nicht spürten oder einfach nur damit beschäftigt waren, zu furzen. Nun, jetzt weiß ich, dass sie an schwachen Beckenbodenmuskeln litten, die keinen Furz, geschweige denn Urin halten konnten. Das Geheimrezept zur Verbesserung der Kontinenz wurde nun enthüllt und brachte mich auf die Idee für einen Autoaufkleber: „Halte den Furz zurück und verhindere, dass du ausläufst".

Während der Biofeedback-Untersuchung weist der Physiotherapeut den Patienten an, die Beckenbodenmuskeln so anzuspannen, als ob er den Furz beim Gehen zurückhalten würde. Mit diesem Gedanken im Hinterkopf und der Absicht, dies zu tun, kann der Patient beobachten, wie der Computermonitor mit einem Flimmern auf die Bewegung reagiert, sodass er die richtigen Muskeln anspannen und wieder entspannen kann. Genau in diesem Moment kann der Patient eine Verbindung zwischen Geist und Körper herstellen und das Gefühl haben, dass er es richtig gemacht hat. Dr. Alex wird ihn bitten, sich die Bewegung auf dem Monitor anzusehen und gleichzeitig zu versuchen, sich zu erinnern, wie es sich anfühlt, diesen Muskel zu kontrahieren und es sofort richtig zu machen. Die Verbindung zwischen Geist und Körper wird hergestellt und dann beginnt die Arbeit, um den gewünschten Muskel zu stärken. Diese Art des körperlichen und geistigen Feedbacks hilft, die Beckenbodenmuskulatur zu trainieren.

Das Einzige, was man sich beim Beckenbodentraining merken sollte, ist, dass es sich auf die Person als Gesamtheit konzentriert, das bedeutet im Einzelnen auf eine gute Körperhaltung in Verbindung mit Schonung der Kniegelenke und auf die Identifikation der Beckenbodenmuskeln. Die letzte

Stufe der urologischen Physiotherapie ist das Feedback aus der Datenverarbeitung, um die Verbindung zwischen Geist und Muskeln herzustellen, während man die richtigen Muskeln weiter stärkt. Man wird auf der Stelle mit dem Knieheben anfangen und anschließend stärker, besser und trockener werden. Patienten, die die Anweisungen des Arztes befolgen, werden Ergebnisse sehen.

Es gibt gute Nachrichten für diese Art von Training. Wie bei jeder anderen Trainingsroutine kann man die ersten Ergebnisse bereits nach 6 bis 8 Wochen sehen. Wenn der Patient jedoch weiterhin die Fürze zurückhält, die vorgeschriebenen Übungen macht und die Kegelübungen ausführt, sind die ersten Ergebnisse noch schneller sichtbar. Sowohl männliche als auch weibliche Patienten erzielen großartige Ergebnisse und die meisten von ihnen sind ältere Menschen und Sportler. Ich war sehr überrascht zu hören, dass Sportler zu den häufigsten Patienten von Dr. Alex gehören. Er sagte, wenn sie Hochleistungsübungen wie Laufen, Gewichtheben oder Kniebeugen machen, üben sie Druck auf die Beckenbodenmuskeln aus, was zu Inkontinenz und möglicherweise zu einer Beckenbodensenkung führen kann. An dieser Stelle möchte ich gerne erwähnen, dass keine gute Tat unbestraft bleibt. Es ist ratsam, dass die Athleten ab jetzt das Zurückhalten der Fürze in ihren Trainingsplan einbauen.

Aber wenn man es übertreibt, kann es zu Problemen führen. Dr. Alex sagte, dass häufiges Wiederholen der Kegelübungen zu Problemen führen kann, wenn man sie nicht richtig macht. Dadurch könnten die falschen Muskeln angesprochen werden, was möglicherweise die Blasennerven reizt und noch mehr Probleme verursacht. Wenn die Beckenbodenmuskeln zu stark angespannt sind, können sie verkürzen und verkümmern, was zu mehr Inkontinenz führt. Betrachten wir es mal so: Jeder hatte schon einmal einen Muskelkater nach einem guten Training oder einem wilden Wochenende. Am nächsten Tag schmerzen die Muskeln und reagieren bei körperlicher Belastung einfach nicht so schnell, wie bei einem Bizepscurl mit einer 10 lb Hantel. Versucht mal mit diesem schmerzenden Bizeps im Hinterkopf einen Bizepscurl mit einer 10 lb Hantel zu machen und sagt mir, wie sich das anfühlt. Ihr werdet es heben können, aber es wird unangenehm sein und sich nicht richtig anfühlen, und man riskiert, es nicht ganz zu schaffen. Das liegt daran, dass der Bizeps zu fest oder verkürzt ist und nicht richtig reagiert. Das ist das gleiche Ergebnis, das man erhalten würde, wenn man zu viele Kegelübungen falsch macht oder eine schlechte Körperhaltung hat. Die Beckenbodenmuskeln sind zu verkrampft, um adäquat zu reagieren und können die Gebärmutter oder die Blase nicht richtig halten. Die Sanitäreinrichtung ist plötzlich defekt und tropft.

Die meisten Patienten von Dr. Alex sind sehr depressiv und versuchen verzweifelt, ihre Lebensqualität zurück zu bekommen. Die Kooperationsbereitschaft ist deshalb mehr als hoch. Er ist ein Experte darin, Patienten zu untersuchen und ihnen zu helfen, ihre urologischen Probleme zu beseitigen. Beckenbodentherapie behandelt nicht nur Inkontinenz und Auslaufen, sondern kann auch Beckenbodenschmerzen lindern und den Patienten davon befreien, das nächstgelegene Klo aufgrund des plötzlichen und unaufhaltbaren Harndrangs aufsuchen zu müssen. Er gibt seinen Patienten viel Infomaterial mit nach Hause mit, welches sie bei ihrer Ernährung, Bewegung, Körperhaltung und Lebenseinstellung unterstützt. Der Hauptgrund für eine gereizte Blase ist das Rauchen. Eine Änderung der Essgewohnheiten kann auch Abhilfe verschaffen. Verzichte auf übermäßigen Konsum von Kaffee, Zitrussäften und scharfem Essen. Diese simplen Veränderungen im eigenen Lebensstil können einem den Besuch bei einem Physiotherapeuten, der in der Urologie spezialisiert ist bzw. bei einem Urologen ersparen.

23

MILLENNIALS NICHT – GENERATION WARUM MUSS ICH DIE GANZE ZEIT AUFS KLO?

*Aus der Vergangenheit
für die Zukunft lernen*

Nur um aufzuzeigen, dass ich irgendwie immer in das Thema Urologie involviert bin, egal wo ich bin, habe ich hier nur noch eine weitere Story, um eine weitere Gruppe von Erwachsenen aufzuklären.

Millennials und/oder Generation Y ist die Altersgruppe zwischen 22 und 37 Jahren, je nachdem, zu welchem Zeitpunkt man mein Buch liest. Das sind diejenigen, die zwischen 1981 und 1996 geboren wurden. Ich habe nicht oft die Gelegenheit, mit jemandem aus dieser Altersgruppe dazusitzen und zu plaudern, aber jedes Mal, wenn ich das tue, ist es ein wahrer Genuss, etwas über ihre Weltanschauung zu erfahren.

Diese Story ereignete sich auf einem Flug in der Economy Class der United Airlines von Miami nach Houston in einer Höhe von 40.000 Fuß. Ich hatte die Ehre, neben einem feinen jungen Mann zu sitzen, der aus Südafrika kam, in Neuseeland lebte und auf dem Weg nach Australien war. Mr. Ryan Henry, der ein professioneller Onlinepokerspieler und stolze 27 Jahre alt war,

war ein ausgebildeter und lizenzierter Physiotherapeut, der seinen Beruf aufgegeben hatte, um professioneller Onlinepokerspieler zu werden. Wenn man bedenkt, dass er die Welt bereiste und sein Leben lebte, hielt ich mich mit meinem Urteil über ihn zurück, was für mich an diesem Tag ein Triumph war.

Ryan war ein gütiger junger Mann mit dem Anstand, auf den eine Mutter stolz sein konnte. Er hatte die sozialen Fähigkeiten eines Lifecoaches. Ryan war positiv, offen, durchsetzungsfähig, aber dennoch höflich, Vertrauen erweckend und hatte den Blickkontakt eines erfahrenen Schützen. Ryan stieg sofort ins Gespräch mit ein und machte das Beste aus Reihe 8 am Gang, nachdem er von einem Rucksack niedergeschlagen wurde. Wir kicherten über die Verrücktheit des Reisens und begannen das angenehme Gespräch.

Ryan fragte mich, was ich machte, und nachdem ich gesagt hatte, dass ich Ehefrau und Mutter bin, hielt ich inne, und zum ersten Mal gab ich zu, dass ich jetzt auch Schriftstellerin sei. Ich war unsicher, ob ich etwas sagen sollte oder nicht, weil ich wusste, was die nächste Frage sein würde. Und ich hatte Recht. Er fragte, worüber ich schreibe. Ich nahm all meinen Mut zusammen und erklärte ihm, warum ich dieses Buch schreibe und dass ich bereits mit dem Schreiben begonnen habe. Ryan schien sich so sehr für das Thema zu interessieren, dass ich mich dann irgendwann mal gefragt habe, was zum Teufel mit ihm los war. Und ich erfuhr bald, dass mit ihm tatsächlich etwas nicht stimmte. Er war bereits bei drei Urologen wegen eines Problems gewesen, mit dem er ganz offen umging und nicht allzu glücklich darüber war, dass es immer noch nicht gelöst wurde.

Ryan leidet an einer so genannten überaktiven Blase. Er muss etwa alle 20 bis 30 Minuten pinkeln, was in seinem Beruf ein großes Problem darstellt. Ein so großes Problem, dass er medizinische Hilfe suchen musste, um seinen Beruf weiter ausüben zu können. Ich war schockiert zu erfahren, dass ein so junger Kerl häufiger pinkeln musste als mein 91-jähriger Vater.

Ich stellte ihm eine klugscheißerische Frage, nämlich wieviel Kaffee er trinkt. Aber er trinkt eigentlich keinen Kaffee. Das hätte ich wissen müssen, da er aus Südafrika kommt und in Neuseeland lebt. Offensichtlich war er ein Teetrinker. Er hatte den Tee eliminiert und mehrere verschiedene Rezepte ausprobiert, die ihm die Urologen verschrieben haben. Aber ohne Erfolg. Zu diesem Zeitpunkt war ich überzeugt, dass wir ein Beratungsgespräch beim Penisdoktor vereinbaren müssen, der zufällig auf dem Sitz neben mir schlief. Ich weckte ihn vorsichtig auf und stellte ihm meinen neuen Freund vor. Ich war erneut in der Lage, meinem Mann über einen Unbekannten und seine urologischen Probleme zu erzählen. Dieses Mal war es anders, weil Ryan so jung und bereits bei einem Urologen gewesen war, um zu versuchen, sein Problem zu lösen. Es faszinierte mich, dass Ryan ein urologisches Problem hatte, das er nicht lösen konnte. Allein diese Aussage weckte die Aufmerksamkeit und das Interesse meines Mannes.

Der Penisdoktor und Ryan begannen ihr Beratungsgespräch, während ich auf dem Mittelsitz saß und mithörte. Ich hörte dem Frage- und Antwortspiel aufmerksam zu und machte mir Notizen für ein weiteres Kapitel in meinem Buch. Es hat mich umgehauen, dass solch ein Jüngling an dieser Art von Krankheit leidet. Es war mir klar, dass er wirklich darum kämpfte, sein Problem zu lösen, während er seine Karriere und seine persönlichen Beziehungen in einem so jungen Alter aufrechterhielt. Es lag tatsächlich ein Problem vor, denn er offenbarte auf dem Flug der Boeing 737 auf dem Weg nach Houston absolut alles.

Nachdem das Beratungsgespräch abgeschlossen war, hatte mein Mann Ryan drei Medikamente genannt, die unter dem gleichen Namen in anderen Ländern gefunden werden konnten und die höchstwahrscheinlich Ryans Problem lösen würden. Mein Mann hat Ryan auch klar und deutlich gesagt, dass er seinen Stresspegel reduzieren muss, wenn er sich tatsächlich entspannen und seine Lebensqualität zurückgewinnen will. Ryan war sich unsicher über den 2. Vorschlag, da er sein Geld beim Pokern verdiente. Das ist ein sehr stressiger Job. Er schrieb die Namen der Medikamente auf und wir tauschten unsere Emailadressen aus, damit wir in Kontakt bleiben und seine Fortschritte verfolgen können. Es stellt sich heraus, dass eines der drei Medikamente, Myrbetriq, die der Penisdoktor empfohlen hatte, bei Ryan gut anschlug und er berichtete, dass er seinen Teekonsum reduziert hatte, aber immer noch Poker spielte. Ryan scheint mit seinem derzeitigen Gesundheitszustand zufrieden zu sein und das bedeutet, dass ich einen weiteren Sieg für den Penisdoktor verbuchen konnte.

Ich fragte den Penisdoktor, wie viele junge Leute mit einer überaktiven Blase er behandelt hatte, und er versicherte mir, dass es viele waren. Er erinnerte mich daran, dass sogar meine 19-jährige Nichte unter dem gleichen Problem litt, und auch sie musste ihre Ernährung umstellen und ihren Stress reduzieren. Ihre Alternative war, zu einem Urologen zu gehen und eine Zystoskopie durchführen zu lassen, um die Ursache ihrer Symptome zu untersuchen, weil sie alle 20 oder 30 Minuten pinkeln musste. Sobald sie merkte, dass sie eine Kamera in ihren Harnröhreneingang, oder auch Harnröhre, wie mein Ehemann es gerne bezeichnet, stecken werden, beschloss sie schnell, ihr Yoga und ihre Meditation zu verstärken und ihre Eisteesucht zu bekämpfen. Die Kombination aus Stressabbau und Beseitigung von „Blasenreizstoffen" wie Tee löste ihr Problem nahezu sofort. Man darf nicht vergessen, dass sie erst 19 war. Offensichtlich gibt es nur sehr wenige Studien, die sich speziell mit dem Zusammenhang zwischen alltäglichem psychischem Stress und dem Bedürfnis, etwa alle 20 Minuten zu pinkeln, beschäftigt haben. Schaut man sich aber einfach im Wartezimmer der Praxis für Urologie vor Ort um, fällt einem auf, dass die jungen Leute nicht nur helfen, Oma und Opa zum Arzt zu bringen.

Offensichtlich scheint das Augenmerkt viel größer auf die Generation Y gerichtet zu sein als auf ihre Vorgänger. Alltägliche psychische Stressoren und die überaktive Blase sind bei der „Generation Warum Muss Ich Die Ganze Zeit Aufs Klo" offensichtlich. Denk mal darüber nach, wie gesund 20- und 30-jährige junge Erwachsene im Allgemeinen sind. Dies sind die Jahre, in denen man das Leben leben und in der Lage sein sollte, seinen Harn zurückzuhalten, selbst wenn man sich an einem Samstagabend 10 Bier hineingeschüttet hat und bereit für Action ist, wenn du weißt, was ich meine.

24

VASEKTOMIEN UND DAS ÜBERRASCHUNGSKIND

*Es erfordert Stärke,
um seine Grenzen zu kennen*

Bei einem gut durchdachten Plan kann auch mal was schiefgehen. Wenn ein Mann mutig genug ist, von einer Klippe zu springen, flüstert man ihm nicht kurz vor seinem Sprung ins Ohr, dass man hofft, dass sein Fallschirm aufgeht. Obwohl dies ein wenig dramatisch erscheint, ist das Gefühl immer noch das gleiche, wenn man über eine Vasektomie spricht, die nicht funktioniert hat. Oder hat es das?

Dies ist der Punkt, an dem man wirklich aufpassen sollte, weil der Arzt einem alles sagte, was man wissen sollte, aber man hat ihm nicht zugehört.

Wenn dieser Fehler auftritt, ist die Wahrscheinlichkeit für ein „Überraschungskind" sehr hoch. Dieser Begriff ist nicht unbekannt. Jedes Paar wird womöglich bei dem Gedanken an ein zweites Kind leicht zusammenzucken bzw. den Kopf senken, wenn man der Überzeugung war, dass man mit der Familienplanung abgeschlossen hat. Es ist nicht so, dass wir keine Babys lieben, aber wir sind an einem Punkt in unserem Leben angekommen, an dem wir wissen, dass wir mit einem weiteren nicht mehr umgehen können. Daher würde ein Mann bewusst die Möglichkeit in Betracht ziehen, seinen Mut zusammenzunehmen, um von der

Klippe zu springen und sich einer Vasektomie zu unterziehen. Bei dem Gedanken an ein weiteres Baby sind alle Männer dazu bereit. Manchmal, wenn der Mann nicht mutig genug ist, um zu springen, wird ihn seine Frau einfach von der Klippe stoßen und damit wäre die Sache erledigt. Sie will kein weiteres Baby haben und das ist eine endgültige Entscheidung.

Warum sollte eine Vasektomie also nicht funktionieren? Dies ist der Teil, wo es wirklich einen Unterschied macht, dem Arzt zuzuhören, weil eine der wichtigsten Anweisungen während des Beratungsgesprächs klar und präzise gegeben wird. Und das ist folgende: Die Form der Verhütung, die man derzeit verwendet, MUSS so lange weiterverwendet werden, bis der Arzt das Okay gibt und sagt, dass man offiziell unfruchtbar ist! Nun, dies mag unnötig erscheinen oder etwas, was einem der gesunde Menschenverstand sowieso schon sagt, aber du wirst geschockt sein, wenn du erfährst, dass einige Patienten das genaue Timing und die genaue Prüfung nicht verstehen, die erforderlich sind, um ein Überraschungskind zu vermeiden.

Wenn es um die Anatomie des Mannes geht, ist der magische Sack des Mannes, der als Hoden bezeichnet wird und in dem alle Spermien geboren werden, durch ein Rohr, auch Samenleiter genannt, mit der Prostata und der Samenblase verbunden. Diese lange Röhre ist das, was der Urologe durchschneiden wird, um einen Abschnitt zu entfernen und so den Mann unfruchtbar zu machen. Nach der Vasektomie können die Spermien in der Samenblase und der Prostata bis zu 6 Wochen bzw. 10 bis 15 Ejakulationen überleben. Das bedeutet, dass alle Spermien, die vor der Vasektomie in der Nähe des Ausgangs waren, noch am Leben sind und als bewaffnet und gefährlich gelten und bereit für die Erzeugung von Überraschungskindern sind. Ich bin sicher, dass ich nun deine volle Aufmerksamkeit habe.

So funktioniert die Sanitäreinrichtung da unten, wenn es um Sperma geht, auf das man einst so stolz war, und vor dem du

VASEKTOMIEN UND DAS ÜBERRASCHUNGSKIND

und dein Partner/deine Partnerin sich jetzt höchstwahrscheinlich fürchten. Der Mann hat einen Hodensack und es ist der, der so wunderschön hinter dem Penis baumelt. Dieser magische Sack enthält die Hoden. Die Hoden sind kleine walnussgroße Organe. Das war der einfache Teil. Nun zur eigentlichen Sanitäreinrichtung, die das einst glorreiche Sperma lieferte.

Die Sanitäreinrichtung für Spermien eines Mannes funktioniert fast genauso wie die Pumpe an einer Tankstelle, an der du dein Harley Davidson Motorrad volltankst. Ach ja, ich vergaß, du hast das aufgegeben, als das erste Kind zur Welt kam. Trotzdem wirkt das Sperma wie Treibstoff, der aus den unterirdischen Tanks an der Tankstelle nach oben durch die Zapfsäule fließt, die dir dein ganzes Geld abzapft und es dann in den Gasschlauch katapultiert, wenn du den Griff drückst und es durch die Zapfpistole in dein Fahrzeug fließen lässt.

Das Sperma wird im Hoden hergestellt, genau wie der Treibstoff in den unterirdischen Treibstofftanks deiner Tankstelle vor Ort. Der Treibstoff muss in den Zapfhahn der Benzinpumpe gelangen, so wie das Sperma aus der Harnröhrenöffnung gepumpt werden muss. Damit das funktioniert, muss das Sperma durch die Samenleiter, die wie eine dünne Spaghetti aussieht, nach oben fließen, ähnlich wie die Schläuche Gas aus dem Gasreservoir über die Düse in dein Auto katapultieren. Die Spermien bewegen sich ziemlich genauso wie das Gas, mit dem einzigen Unterschied, dass sie das Zielobjekt sind. Beide führen bei unsachgemäßer Benutzung zum Tod.

Der Samenleiter ist das kleine Röhrchen, das bei einer Vasektomie durchtrennt wird, und auf an den beiden Seiten der Durchtrennung befinden sich Spermien.

Das Sperma schwimmt vom Hoden, durch die Samenleiter, vorbei an der Samenblase und zur Prostata. Die Samenblase ist nur ein ausgefallener Name für zwei kleine Drüsen, die das meiste nasse Zeug, aus dem der Samen besteht, herstellen und speichern. Dieses nasse Zeug umhüllt das Sperma mit einer Art von Glukose, die das Sperma verstärkt und die Chancen auf eine erfolgreiche Lieferung an das beabsichtigte Ziel erhöht, so wie sich die Chancen der Drew Brees aus dem New Orleans Saints Footballteam auf ein Gewinnertor erhöhen würden. Beides wird gelingen!

Wenn man kein Footballfan ist, dann versteht man diese Analogie vielleicht etwas besser. Man kann die Samenblase und die Prostata wie eine Ladestation für Golfwagen betrachten, in der man seinen elektrischen Golfwagen über Nacht auflädt, so dass er für das Golfspiel am Freitag einsatzbereit ist. Die Spermien sind jetzt alle in Glukose getränkt und fangen wegen den Flüssigkeiten, die die Prostata produziert, an zu wachsen, damit mehr Sperma erzeugt werden kann. Wahrscheinlich stammt daher auch der Begriff „dicke Eier". Irgendwann muss es eine Explosion geben, um den Druck, der sich in der Prostata und sonst noch irgendwo aufstaut, zu entlasten. Wenn ein Mann bereit ist zu ejakulieren, wandern die Spermien und der Samen gemeinsam die Harnröhre hinunter und aus der Harnröhrenöffnung heraus.

Hier mal was zum Lachen: Die Prostata und die Samenblase tragen zum Schutz der Spermien extra Sperma mit sich, und erhöhen somit ihre Überlebenschancen. Das nennt man dann den Himmel auf Erden, oder in der Laiensprache, Freiheit.

Jetzt kann man also nachvollziehen, dass der Samenleiter wie ein Siphon funktioniert. Er geht vom Hoden nach oben, vorbei an der Samenblase, durch die Prostata und die Harnröhre hinunter in einen spannenden Ausgang, die Harnröhrenöffnung. Die Samenleiter und die Harnröhre befördern das Sperma genauso wie ein Staffelläufer seinen Stab bei einem 400-Meter-Staffellauf tragen würde, um die Goldmedaille zu gewinnen.

Der wichtigste Teil dieses ganzen Gesprächs in Bezug auf Vasektomien ist die Tatsache, dass man verstehen muss, dass man genug Gas im Schlauch oder Sperma im Samenleiter und in der Prostata hat. Im Durchschnitt sind es ungefähr 6 Wochen oder 10 bis 15 Ejakulationen, die die Spermien überleben können. Es ist sehr wichtig, das zu verstehen. Deshalb hat der Arzt dir gesagt, dass du solange verhüten sollst, bis er deine Unfruchtbarkeit mithilfe einer mikroskopischen Untersuchung deiner Samenprobe, wo sich die kleinen Schwimmer nicht verstecken können, bestätigt. Es braucht nur ein Spermium, um die Ziellinie zu überqueren. Dadurch gewinnt der Begriff Überraschungskind eine ganz andere Bedeutung.

Wenn man es immer noch nicht verstanden hat, dann werde ich es anders formulieren. Stellen wir uns Sperma als Kraftstoff vor. Man weiß, dass beim Betanken des Autos oder Motorrads immer etwas Gas im Schlauch verbleibt. So gut wie jeder von uns hat schonmal vor oder nach dem Tanken Benzin neben seinem Auto oder auf den Motorradtank verschüttet. Man weiß, dass in diesem Schlauch Gas für das nächste Auto oder Motorrad verbleibt, und für das nächste und das übernächste. Spermien sind nichts anderes als das Gas in diesem Schlauch NACH EINER VASEKTOMIE. Ich bin sicher, dass es nun klar ist, warum so viel mehr Überraschungskinder zur Welt kommen, als man es sich vielleicht vorstellen kann.

Weißt du noch, wie wichtig es ist, vor der Vasektomie auf die Anweisungen deines Arztes zu hören? Der Arzt muss dich zunächst für unfruchtbar erklären, bevor du dir sicher sein kannst, dass dein Gasschlauch keine lebenden Spermien mehr enthält.

Jetzt fragst du dich wahrscheinlich, wie zum Teufel eine Vasektomie durchgeführt wird. Eine Vasektomie ist wie das Entfernen eines Rohrabschnitts und das Verschweißen beider Enden. Der Urologe schneidet und entfernt einen Teil des Samenleiters unterhalb der Prostata und direkt über dem Hoden, kauterisiert und bindet beide Enden des Samenleiters zu, um zu verhindern, dass die Spermien jemals wieder die Hoden verlassen. Dies geschieht durch einen sehr kleinen Schnitt im Hodensack und erfordert lediglich 2 bis 3 Stiche, um das Ganze wieder zuzunähen. Ein guter Urologe erledigt diesen Vorgang in etwa 15 Minuten. Du wirst nicht mitbekommen, wie lange es gedauert hat, weil du ein paar magische Pillen erhältst, die dich alles um dich herum vergessen lassen.

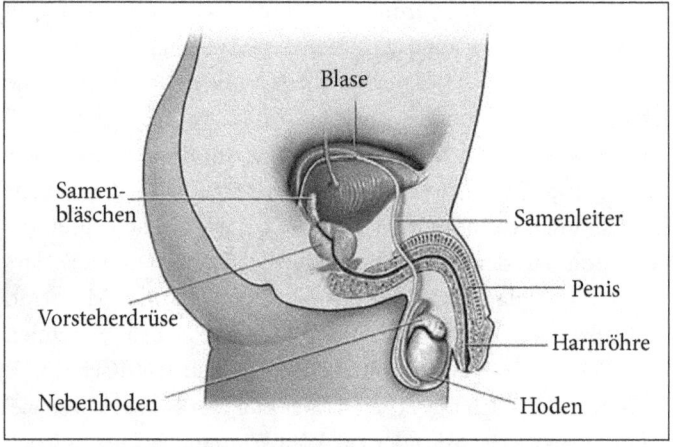

http://medicalterms.info/anatomy/Male-Reproductive-System/

So, jetzt, wo du verstehst, wie die Sanitäreinrichtung funktioniert, lass uns die Risiken anschauen, die mit einer Vasektomie verbunden sind. Diese ist nicht mit dem Springen von einer Klippe zu vergleichen. Sie ist viel sicherer und die damit verbundenen Risiken sind minimal, wobei das schlimmste dabei die Blutung ist.

Es gibt andere Risiken, die aber nicht so häufig auftreten. Man kann sowohl Schmerzen haben, die nach der Operation anhalten, als auch Entzündungen, die das Tragen der Unterhose zu einem unangenehmen Erlebnis machen. Es kann zu Blutungen und Blutergüssen kommen, und in seltenen Fällen kann der Samenleiter wieder zusammenwachsen, nachdem der Urologe das verdammte Ding durchgeschnitten, abgebunden und kauterisiert hat. An dieser Stelle würden viele von euch das Klippenspringen doch lieber vorziehen. Aber keine Sorge, dies tritt nur sehr selten auf, und wenn es einen wirklich stört, dann geht man einfach zurück zu seinem Urologen und testet seine Spermien regelmäßig, um den Geist zu beruhigen.

25

NIERENSTEINE SIND RÜCKSICHTSLOS

Nur die Mutigen bitten um Hilfe

Diejenigen, die mit dem Thema Nierensteine bereits in Berührung kamen oder sogar am eigenen Leib erlebten, werden jetzt wahrscheinlich zusammenzucken. Nierensteine sind geschlechterunabhängig. Diese bösartigen Formationen haben bereits die tapfersten Männer und Frauen in die Knie gezwungen, und ich kann es beweisen. Sie können damit beginnen, jede Frau zu fragen, die ein Baby zur Welt gebracht hat und einen Nierenstein hatte, und sich den dramatischen Unterschied zwischen den beiden erklären lassen. Jede Frau, die das durchgemacht hat, wird sagen, dass der Schmerz bei einem Nierenstein viel größer ist als bei einer Geburt.

Mein Mann war so freundlich, eine Nierenstein-Geschichte während seiner Zeit beim Militär zu erzählen, in der er als Urologe unserem Land diente. Er durfte seine Abenteuer auf dem Feld mit mir nie teilen, aber in diesem Fall musste er es auch nicht. Diese Geschichte ist genau dort passiert, wo er stationiert war. Es werden keine Namen genannt, weil er sich zum Glück nicht an ihre Namen erinnern kann. Diese Geschichte betraf drei Männer der Spezialeinheit. Diese Jungs waren die tapfersten unter den Tapferen. Das beschreibt immer noch nicht, wie tapfer sie waren, also werde ich ein bisschen ausholen, um zu demonstrieren, wie tapfer sie wirklich waren, um den Schmerz eines Nierensteins zu überstehen.

Mein Mann war der Arzt dieses speziellen Teams von Sondereinsatzkräften und sie liebten anscheinend die Tatsache, dass ihr Teamarzt Urologe war. Welcher Kerl hätte keinen Spaß daran? Der Hauptgrund, warum mein Mann in der Spezialeinheit so beliebt war, war, dass die meisten Jungs eine Vasektomie durchführen lassen wollten.

Offensichtlich sind Vasektomien in der Armee groß im Kommen. So groß in der Tat, dass dieses spezielle Militärkrankenhaus einem bestimmten Wochentag einen Spitznamen gab, an dem diese Massenproduktion von Vasektomien stattfand. Es war der Spitzname „Vasektomie-Freitag". An diesen Freitagen wurden so viele Vasektomien durchgeführt, wie nötig war. Natürlich musste ich als Frau des Penisdoktor fragen, warum sie ausgerechnet am Freitag durchgeführt wurden. Der Penisdoktor sah mich an, als wäre das eine unglaublich dumme Frage. Die Antwort war, dass der Patient seine Hoden für zwei Tage stilllegen und am Montag wieder seinen Dienst antreten konnte, wenn eine Vasektomie am Freitag durchgeführt wurde. Wer hätte gedacht, dass Vasektomien so einfach sind? Offenbar kann der Penisdoktor eine Vasektomie in nur 15 Minuten durchführen. Jetzt stell dir vor, wie viele Soldaten sich an einem Freitag einer Vasektomie unterziehen können und multipliziere das mit vier Urologen in einem Militärkrankenhaus!

Also, eines Tages befindet sich der Penisdoktor im Militärkrankenhaus und drei Jungs der Spezialeinheit tauchen gemeinsam auf, um mit ihm über belangloses Zeug zu reden und ihm eine Frage zu stellen. Diese drei Jungs der Spezialeinheit wollten sich sterilisieren lassen. Natürlich war der Penisdoktor mehr als glücklich, seinen Kumpels zu helfen und reservierte für sie einen Termin am kommenden „Vasektomie-Freitag".

Die drei Soldaten erscheinen am darauffolgenden Freitag und erzählen dem Penisdoktor, dass sie eine Wette untereinander abgeschlossen haben. Natürlich war der Penisdoktor fasziniert und fragte, was der Einsatz war. Sie erklären ihm, dass es darum ging, zu sehen, welcher von ihnen seine Herzfrequenz während einer Vasektomie ohne Betäubung am niedrigsten halten konnte. Der Penisdoktor antwortete wortwörtlich: „Ihr seid so bescheuert und komplett verrückt, und nein, ich werde das nicht tun." Die Jungs der Spezialeinheit sagten dem Penisdoktor, dass sie das bereits mit ihrem Kommandanten geklärt haben. Natürlich glaubte der Penisdoktor ihnen nicht, also rief er den Kommandanten aus der Klinik an, während die Soldaten zuhörten. Nun war der Kommandant zufällig auch ein Oberst, also war dies kein normales Telefonat.

Der Penisdoktor sprach mit dem Oberst und erklärte, dass drei seiner Jungs der Spezialeinheit sich gerade in der Klinik befanden, um sich einer Vasektomie unterziehen zu lassen. Er erzählte dem Oberst weiterhin, dass alle drei die Vasektomien ohne Betäubung durchführen lassen wollten. Der Oberst unterbrach den Penisdoktor und sagte: „Ja, sie haben mit mir darüber gesprochen und sie wollen, dass es ein Teil ihres Trainings ist, um zu sehen, wie diszipliniert sie sind." Natürlich wollte der Penisdoktor antworten, aber da es ein Oberst am anderen Ende des Telefons war, war die einzige Antwort: „Danke, Sir."

Der Penisdoktor kehrt in den Untersuchungsraum zurück und beginnt mit der Vasektomie an den Soldaten. Die Herzfrequenzen wurden an einen Monitor angeschlossen und dokumentiert. Alle drei Jungs der Spezialeinheit haben ihre Mission, sich einer Vasektomie ohne jegliche Betäubung unterziehen zu lassen, erfolgreich abgeschlossen.

Die beste Frequenz die während der Vasektomie bei diesen drei Soldaten erreicht werden konnte, waren 39 Schläge pro Minute. Die anderen beiden Soldaten haben mit einer Frequenz i. H. v. 42

und 43 Schlägen pro Minute abgeschnitten. Der Penisdoktor ist so euphorisch, als er mir diese Geschichte zum 19. Mal erzählt, dass er sich gezwungen fühlt, genau zu beschreiben, was bei einer Vasektomie gemacht wird.

Der Penisdoktor muss einen Schnitt im Hodensack machen, die Leitung, die das Baby erzeugt, kauterisieren und dann den Hodensack zunähen. Autsch! Jetzt denk mal dran, wir vergleichen das mit Nierensteinen. All dies geschah ohne jegliche Betäubung und jeder dieser Jungs der Spezialeinheit hielt seine Herzfrequenz niedriger als ein Olympialäufer. Der Gewinner mit der niedrigsten Herzfrequenz erhielt von seinen Teamkollegen ein 6er-Pack Bier und natürlich das Recht zu prahlen. Natürlich war der Penisdoktor nach dieser ganzen Veranstaltung so begeistert, dass er darauf bestand, das 6er-Pack Bier selbst zu bezahlen und sich zu ihnen in die örtliche Bar direkt vor der Post gesellte. Der Penisdoktor gab ihnen ein Bier aus und machte sie betrunken und war geehrt, ihr ernannter Fahrer zu sein und lieferte sie sicher und ohne weitere Babymagie in ihren Sanitäreinrichtungen zurück zur Basis. Das war ein toller „Vasektomie-Freitag"!

Also, kommen wir zum Punkt dieser ganzen Geschichte über diese knallharten Jungs von der Spezialeinheit. Wer war der Soldat, der den Wettbewerb gewonnen hat? Er war der stärkste, kräftigste, mutigste Bösewicht, dem mein Mann während seiner Zeit beim Militär je begegnet ist. Aber die Geschichte endet hier nicht. Vergiss nicht, wir sprechen über Nierensteine, die urologische Bedingung, die keine Ausnahme macht und keine Ahnung hat, was ein knallharter Soldat der Spezialeinheit ist.

Etwa einen Monat später nach dem berühmten Vasektomie-Freitag mit den drei Soldaten der Spezialeinheit, erscheint der Gewinner des Wettbewerbs, „Mr. 39 Schläge pro Minute", zum morgendlichen Training, wo jeder, einschließlich der Penisdoktor, täglich anwesend ist. An diesem Tag liegt der Gewinner des Vasektomie-Wettbewerbs während des Trainings auf dem Boden, weint wie ein Baby und krabbelt vor unerträglichen Schmerzen und versucht, das Training zu überstehen. Das ist derselbe Kerl, der für seine Vasektomie keine Betäubung brauchte.

Dieser knallharte Typ hatte einen Nierenstein. Er teilte dem Penisdoktor mit, dass er sterben wollte. Sofort war dem Penisdoktor klar, dass es ein Nierenstein war, denn das ist ein typisches Symptom hierfür. Den Gewinner des Wettbewerbs am Vasektomie-Freitag dabei zu beobachten, wie er sich während des morgendlichen Trainings auf dem Boden wälzt und vor seinen Teamkollegen wie ein Baby weint, war für jeden ein klares Zeichen dafür, dass er gelitten hat. Niemand stellte die Schmerzen in Frage, die dieser tapfere Kerl ertragen musste.

Der Nierenstein konnte nicht ausgeschieden werden, weil er größer als 5 mm war und der Penisdoktor musste ihn schließlich mit einem Verfahren namens Lithotripsie entfernen. Dies ist ein Verfahren, bei dem Schallwellen im Inneren der Niere zum Einsatz kommen, um den Stein in Fragmente zu zertrümmern, damit er ausgeschieden werden kann. Nach der Lithotripsie wurden die Steinfragmente entfernt, und der Penisdoktor präsentierte sie dem knallharten Typen, um ihm zu zeigen, was ihn so fertiggemacht hatte. Der Soldat blickte dem Feind von innen heraus ins Gesicht und war schockiert, als er sah, wie klein die Steinfragmente waren. Sie wurden in die Pathologie geschickt, um die Art des entfernten Steins zu bestimmen, damit bei Bedarf zukünftige Behandlungen vorgenommen werden konnten.

Nierensteine können durch verschiedene Faktoren wie z. B. Dehydrierung, die der häufigste Grund ist, verursacht werden. Es gibt andere Gründe wie Medikamente, Fettleibigkeit, Diät und die gute alte DNA. Es gibt einen Mythos, dass Milchprodukte Nierensteine verursachen können, aber das tritt nur in dem Fall auf, wenn der Darm mehr Calcium absorbiert als normalerweise üblich. Die große Mehrheit wird nicht durch Milchprodukte in der Ernährung beeinflusst. Die Mehrzahl der Nierensteine wird durch Dehydrierung verursacht. Ja, so einfach ist das. Wenn euch jemand sagt, dass ihr mehr Wasser trinken sollt, dann ist das kein Witz. Trinkt jeden Tag ausreichend Wasser oder ihr werdet das durchmachen, was der knallharte Soldat der Spezialeinheit durchmachen musste. Und, er war ein tapferer Kerl!

Offensichtlich ist der Patient beim ersten Kontakt mit einem Nierenstein in der Regel verunsichert und versteht nicht, was zum Teufel mit ihm passiert. Allerdings weiß derjenige, der in der Vergangenheit bereits damit Erfahrung gesammelt hatte, ganz genau, was zur Hölle mit ihm los ist und greift panisch zum Telefon und wählt die Telefonnummer des Urologen. Oder er rennt direkt in die Notaufnahme, um irgendein Schmerzmittel verabreicht zu bekommen, weil er sich sicher ist, was kommt, und das ist schlimmer, als ein Anruf vom Finanzamt.

Es gibt verschiedene Arten von Nierensteinen, über die man sprechen kann, aber der Einfachheit halber und für das grundlegende Verständnis darüber, um was es geht und wie man sie behandelt, werde ich mich auf die beiden Kategorien von Nierensteinen konzentrieren, die nach Meinung meines Mannes häufig auftreten. Es ist unnötig, sehr ins Detail zu gehen, wenn es da draußen mehr als 21.000 Urologen gibt. Außerdem bin ich keine Ärztin, sondern nur die heiße, sexy Ehefrau. Nach all dem, was ich darüber gehört habe, ist es das wichtigste, dass man weiß, dass Nierensteine höllisch wehtun und dass man denkt, man sei dem Tod ganz nah.

Aber hier ist ein kleiner Leckerbissen für die neugierigen Gemüter unter euch. Die erste Kategorie von Nierensteinen ist ein Stein auf Kalziumbasis und es ist derjenige, der am häufigsten entfernt wird. Die zweite Kategorie von Nierensteinen ist ein Stein auf Harnsäurebasis, der öfter bei Männern vorkommt. Das ist erstmal genug. Wenn du mehr erfahren möchtest, dann geh zu deinem Urologen.

26

DER PENISDOKTOR WIRD ZUM PATIENTEN

Die Realität ist manchmal notwendig

Nun, ihr könnt erahnen, dass der bärtige Mann das Ego des Penisdoktors und seinen Glauben, dass alle seine Muskeln irgendwie immer noch 26 Jahre alt sind, einholen würde. Hingabe und harte Arbeit im Fitnessstudio, kombiniert mit einer begeisterten Liebe für Schießwettbewerbe, verursachten eine ausgekugelte Schulter. Ja, der Penisdoktor war in jeder Hinsicht vorübergehend außer Gefecht gesetzt worden. An dieser Stelle atmet die Ehefrau tief ein und versucht, allen Dingen, die der Penisdoktor verlangt und wünscht, mit Geduld, Freundlichkeit und Aufmerksamkeit zu begegnen, um die Situation nicht zu verschlimmern.

Nach der Operation war es für den Penisdoktor notwendig, dass er sich während des Genesungsprozesses von den Auswirkungen der Anästhesie, die ihm während der Operation verabreicht wurde, erholte. Jeder von euch, der eine große Operation hinter sich gebracht hat, weiß, dass es ein paar Tage dauert, bis euer Körper von diesen starken Medikamenten vollständig befreit ist. Erst danach habt ihr das Gefühl, dass alles wieder am richtigen Platz ist. Was mich betrifft, so wusste ich, dass mein Mann nicht 100%ig gesund war und konnte feststellen, dass er nach der Operation für einige Tage etwas benebelt und langsam war. Da ich keine Ärztin bin, dachte ich einfach, es könnte eine Kombination aus der Anästhesie und vielleicht seinen Schmerztabletten gewesen sein, die uns im Krankenhaus mitgegeben wurden. So oder so, mein Mann war in den nächsten Tagen der Alleinunterhalter, da er nicht nur der Patient war, sondern immer noch versuchte, der Arzt zu sein.

Die Geschichte nahm eine komödienhafte Wende, als mein Mann anfing, seiner zeitweiligen Unfähigkeit, wie ein Rockstar zu pinkeln, besondere Aufmerksamkeit zu schenken. Ich weiß, dass ich ihn nicht auslachen sollte, wenn er versucht zu pinkeln, aber er ist meines Wissens der einzige Kerl auf dem Planeten, der seine Unfähigkeit zu pinkeln nach einer so großen Operation wie der Schulter OP komplett unter die Lupe nehmen würde. Nach dem Verlassen des Badezimmers sprach mich mein Ehemann mit einem schockierten Gesichtsausdruck an. Er war einfach ratlos über die Schwierigkeiten, die er gerade beim Pinkeln erlebt hatte. Mein Mann beschrieb seine Herausforderung so detailliert, dass ich es mir tatsächlich bildlich vorstellen konnte. Während ich dastand und versuchte, ihm mit großem Mitgefühl und Interesse zuzuhören, sagte ich zu mir: „Muss ich mir das jetzt wirklich anhören?" Er beschrieb etwas, das fast jeder Mann schon einmal erlebt hat, aber wahrscheinlich hat er sich nie die Zeit genommen, es so auseinanderzunehmen, um genau beschreiben zu können, warum sein Harnstrahl nach der Operation nicht kooperierte. Also, es geht los.

Der Penisdoktor versuchte nach der Operation zu pinkeln und bemerkte, dass sich sein Harnstrahl dramatisch verlangsamt hatte. Außerdem hatte er das Gefühl, dass er nie in der Lage war, seine Blase vollständig zu entleeren. Er stand auch jede Stunde auf, um zu pinkeln, schaffte es aber nie komplett. Er befürchtete, dass er von der sog. Harnretention betroffen sein konnte. Kein anderer Mensch hätte Angst davor, denn wenn man noch nie damit in

Berührung gekommen ist, hat man keine Ahnung, dass die Blase einfach aufhören kann, richtig zu funktionieren. Dies ist der Fall, wenn man seine Blase nicht mehr vollständig entleeren kann und ein Katheter eingesetzt werden muss, um den gesamten Urin abfließen zu lassen. Ich bin mir sicher, dass ich jetzt eure volle Aufmerksamkeit habe, und diejenigen von euch, die nach der Operation diese Erfahrungen gemacht haben, verstehen vielleicht jetzt, warum ihr nicht in der Lage wart, zu pinkeln.

Nun, als liebevolle Ehefrau des Penisdoktors muss ich mit einem ernsten Gesicht dasitzen und dem Problem mit seinem Harnfluss interessiert zuhören. Er beschrieb es mit so viel Leidenschaft und so akribisch, wie konnte ich da bitte Desinteresse zeigen? Der Penisdoktor offenbarte mir seine Lösung zur Verbesserung seines derzeitigen Zustands und beschloss, dass er die tägliche Dosis von Tadalafil, welches früher Cialis hieß, erhöhen würde. Stell dir vor, wie geschockt ich war, als ich erfuhr, dass er seine Erektionspillen nicht nur bei mir einsetzte. Ich hatte keine Ahnung, dass Tadalafil der Prostata auch bei Angelegenheiten mit der Blase hilft. Diese magische Pille war anscheinend viel mächtiger, als ich es mir je hätte erträumen können. Wenn sie eine Erektion bewirkt und die Blase leeren kann, was hat diese fantastische Pille sonst noch auf Lager?

Der Penisdoktor nahm ein typisches Betäubungsmittel für postoperative Schmerzen ein. Er war damit sehr vertraut, da er allen seinen Patienten die gleichen Schmerzmittel verschrieb. Er hatte nie das Konzept der Prostatafunktion zusammen mit der postoperativen Erholung von der Anästhesie und Schmerztabletten in einem Satz erwähnt. Er hatte nie wirklich viel darüber nachgedacht, dass die Prostata nach der Operation mitgenommen ist und die Sanitäreinrichtung aufgrund der Narkosemedikamente, die in das System eingeführt werden, defekt ist. Schließlich war es gang und gäbe, während einer so komplexen Operation ein Anästhetikum zu bekommen und dann mit einem Rezept für Schmerztabletten, die für drei Tage ausreichen, nach Hause zu gehen, um die schlimmsten Schmerzen aushalten zu können. Es stellte sich heraus, dass seine Schulter OP genauso schlimm war wie die großen Operationen, die mein Mann regelmäßig durchführte.

Der Penisdoktor war erstaunt darüber, als er erfuhr, dass die Tatsache, dass er derjenige auf dem Operationstisch war, dazu geführt hat, dass sich sein Harnfluss verlangsamte. Nun, für einen Mann in den späten Fünfzigern, der bereits mit der hartnäckigen Prostata kämpft, die sich weigert, solange einen Tropfen Flüssigkeit abzugeben, bis sie wieder ganz in Ordnung ist, trafen ihn die postoperativen Pinkelprobleme wie ein Schlag ins Gesicht. Als seine Prostata sich schließlich entschied, zu kooperieren und den Urin freizusetzen, der sich solange zurückstaute, bis es Bauchschmerzen verursachte, klang sein Harnstrahl wie ein langsam hüpfender, schwerer Stein über dem Wasser eines sehr großen Teiches. Sogar der Penisdoktor war über die Vorkommnisse auf der Toilette erstaunt. Ich hatte natürlich nicht die Geduld, um in Hörweite seines Harnstrahls zu stehen und auf das Geräusch eines hüpfenden, schweren Steins zu warten und dem darauffolgenden Gemurre zuzuhören. Ich habe klugerweise etwas gefunden, um mich im anderen Raum zu beschäftigen, während der Penisdoktor sein Laborexperiment durchführte, bei dem er versuchte, eine Lösung zu finden, bei der er wieder richtig pinkeln konnte, ohne dabei einen Katheter einsetzen zu müssen. Ich bin wirklich so froh, dass ich kein Kapitel über die Selbstkatheterisierung schreibe, denn ich habe noch nicht den Mut gefunden, um dieses Problem zu thematisieren.

Als das Tadalafil in den nächsten 24 Stunden anfing zu wirken, erzählte mir der Penisdoktor von der drastischen Veränderung seines Harnflusses. Ich hörte einen ganzen Vortrag darüber, dass Tadalafil das einzige Erektionsmittel ist, das zur Behandlung von Beschwerden beim Wasserlassen eingesetzt werden kann. Ich denke, dass er lediglich versucht hat, seinen Gebrauch eines Erektionsmittels zu rechtfertigen und dass das vielleicht der Grund war, warum es von Anfang an im Haus vorhanden war. Ich beschwere mich nicht, auf keinen Fall. Der Penisdoktor fuhr fort und erzählte, dass die Dosis, die ihm beim Pinkeln unterstützt, lediglich 5 mg beträgt. Das sagte mir nichts, bis er mir erklärte, dass er für eine Erektion 20mg desselben Medikaments benötigt. Wer sollte das alles wissen? Das ist nur ein Teil meines geheimen Lebens als die Ehefrau des Penisdoktors. An diesem Punkt versuchte ich mich zu erinnern, mit welcher Art von Operation das alles begann. Ich war mir sicher, dass es eine einfache Schulter OP war, aber ich fing an zu glauben, dass es eine urologische Operation gewesen sein könnte. Ich dachte, er würde seine Schulter operieren lassen und keine Prostatadysfunktion erschaffen und Wege finden, sie zu lösen. Ich hoffe, dass die Tadalafil-Leute mein Buch lesen, denn ich habe euren Pharmavertretern gerade eine ganz neue Idee für den Verkauf von Tadalafil gegeben.

Der Penisdoktor hört an dieser Stelle noch nicht auf. Es gibt noch mehr spannende Informationen über das Pinkeln nach einer großen Operation, bei der Anästhesie angewandt wird. Es stellt sich heraus, dass mein Mann einige andere seiner Rezepte ausprobierte, um seine Harnwegsbeschwerden zu lindern und zu dem Entschluss kam, dass das verschriebene Prostatamedikament Flomax während dieser postoperativen Genesungszeit bei ihm nicht anschlug. Für den Penisdoktor persönlich hat Flomax nicht nur seinen Rüssel zum Tropfen gebracht, sondern auch seinen Blutdruck zu stark gesenkt. Wahrscheinlich, weil er nur herumlag und sich von seiner eigenen Operation erholte, anstatt gestresst auf der Arbeit zu sein und sich auf jeden einzelnen Patienten vorzubereiten.

Das Blutdruckproblem meines Mannes ist nur eine weitere altersbedingte Erkrankung, die hoffentlich verschwinden wird, wenn er in Rente geht. Der Penisdoktor probierte dann Silodosin aus, was eine andere Pillenart war, um den Urin abfließen zu lassen, welche ihm nach der Operation ebenfalls nicht half. Ich habe während der Schulter OP mehr über die Prostata und den Urin gelernt als zu irgendeinem anderen Zeitpunkt. Das meiste davon wurde in den ersten Tagen beim Frühstück im IHOP besprochen. Ich bekam vom Penisdoktor ein persönliches Tagebuch über seine pharmazeutischen Ergebnisse mit jeder einzelnen Pille aus der Pillenbox überreicht, und das alles nur wegen einer Schulter OP. Ich habe immer noch nicht herausgefunden, wie diese Themen zusammenpassen, aber ich schätze, in unserem Haus ist das ganz normal. Ich bewundere die Art und Weise, wie mein Mann einen Weg gefunden hat, sich für seinen Harnfluss zu begeistern, während er arbeitslos war. Er konnte dadurch in die Rolle des Detektivs und des Wissenschaftlers schlüpfen. Wer hätte gedacht, dass die Prostata ein solches Problem für einen Mann sein würde, der eine Schulter OP hatte?

Die Quintessenz nicht nur für den Penisdoktor, sondern für jeden Mann, der sich einer großen Operation unterziehen lassen muss, bei der Narkose und/oder Schmerztabletten involviert sein werden, ist, sich bewusst zu sein, dass man möglicherweise Probleme beim Pinkeln haben wird, sobald man nach dem Krankenhausaufenthalt nach Hause kommt. Diese neuen Erkenntnisse haben den Penisdoktor motiviert, sich nach dem Urinfluss seines Patienten nach der Operation besser zu erkundigen und ihm in den ersten Tagen zu Hause Frage und Antwort zu stehen.

Was den Penisdoktor angeht, so stellte dieser sicher, dass er sein Tadalafil (Cialis) während der Genesung täglich in einer niedrigen Dosis einnahm, so wie es ihm empfohlen wurde. Es stellt sich heraus, dass Tadalafil für die Behandlung der benignen Prostatahyperplasie (BPH) oder einer kranken Prostata zugelassen ist. Denk dran, dass man in der Nähe der Telefonnummer seines Urologen bleiben muss, falls man auf die gleichen postoperativen Probleme stoßen sollte. Diese Informationen retten den Tag und helfen, dass man auch nach der Operation pinkeln und seine Blase entleeren kann!

27

GLOBETROTTEN – BLASENSOUVENIR

*Intime Wahrheiten sind
ein Segen für andere*

Jetzt, wo wir fast alles über die Funktionsweise der Sanitäreinrichtung bei Männern und Frauen wissen, dachte ich, dass es ganz lustig wäre, eine Geschichte über die Dinge zu hören, die sich in ihrem Inneren befinden. Diese Geschichte war eine der aufregendsten Erfahrungen meines Mannes in seinem Beruf als Urologe, denn etwas, was er mal auf einer Folie während seines Medizinstudiums gesehen hatte, wurde tatsächlich wahr und befand sich direkt gegenüber von uns. Wir haben die tollsten Nachbarn der Welt, und wir treffen sie fast jeden Tag am Briefkasten. Sie sind für mich die tollsten Menschen auf diesem Planeten. Was immer sie brauchen, wir sind da, um zu helfen.

Unsere Nachbarn hatten eine aufregende Reise nach Spanien unternommen und konnten so zu ihren familiären Wurzeln zurückkehren und eine dringend benötigte Ruhepause von ihrem Job einlegen. Sie verbrachten etwa zwei Wochen in Spanien, und alles verlief gut. Diese Geschichte wird euch umhauen. Sie hat sie auch umgehauen und was den Penisdoktor betrifft, so war er mehr als glücklich über die Erkenntnisse!

Ungefähr drei Jahre nach ihrer Spanienreise verrichtete unsere Nachbarin Sandy ihre übliche Arbeit, und alles war gut, bis sie plötzlich leuchtend rotes Blut in ihrem Harn entdeckte.

Natürlich rief sie mich sofort an, um zu versuchen, durch die „Geheimtür" zum Penisdoktor zu gelangen, und ich habe es ihr selbstverständlich ermöglicht. Sandy gewann sofort die Aufmerksamkeit des Penisdoktors und begann, ihr Problem vom leuchtend roten Blut beim Pinkeln nach einem zügigen Vier-Meilen-Lauf zu beschreiben. Es wurden alle üblichen urologischen Untersuchungen durchgeführt, zu denen auch eine Zystoskopie gehört. Das ist, wenn sie eine kleine Kamera in die Harnröhre, oder die Harnröhrenöffnung, stecken und in die Blase schauen. Der Penisdoktor erkannte sofort einen gutartigen, stecknadelkopfgroßen Fleck an der Blasenwand. Der Penisdoktor brannte es entsprechend ab, und sie dachte, das wäre hiermit erledigt.

Einige Wochen später wiederholte sich das gleiche Szenario, wobei nach dem gleichen Vier-Meilen-Lauf hellrotes Blut festgestellt wurde und die Symptome sofort wieder abklangen. Zwei Stunden später besuchte Sandy ihre Mutter in ihrem 60 Jahre alten Geburtshaus (mit einer alten Sanitäreinrichtung). Natürlich brauchte Sandy nach der Fahrt eine Pinkelpause und nach dem Urinieren beobachtete sie etwas in der Toilette. Sandy erwartete starkes Blut, aber siehe da, der Urin war klar, was es sehr einfach machte, die beiden Würmer zu erkennen, die im Toilettenwasser herumzappelten! Ein Wurm schien die Form eines Bogens und der andere die Form eines Pfeils zu haben. Offensichtlich waren diese Formen ein Beweis dafür, dass der eine männlich und der andere weiblich war. Es war eindeutig, dass sie gerade dabei waren, Babywürmer in Sandys Blase zu machen.

Da sie sich nicht sicher war, ob die Würmer aus der Sanitäreinrichtung des Hauses oder aus ihrer eigenen kamen, ging sie mit der Küchenkelle in der Toilettenschüssel fischen und holte die beiden Würmer heraus und ließ sie in ein Gurkenglas fallen, welches ihre Mutter jahrelang herumstehen hatte. Als Sandy nach Hause zurückkehrte, rief sie sofort den Penisdoktor an, der im

Urlaub in Miami war und sich an einem Sonntagnachmittag verdientermaßen ausruhte. Dank der Technologie konnte Sandy sofort ein Video und ein Foto an den Penisdoktor in Miami schicken, damit er die lebenden Würmer in ihrem neu gewonnen Gurkenglas beobachten konnte.

Als mein Mann die Fotos und das Video erhielt, wurde er sichtlich nervös, denn er wusste genau, was er sich ansah. Ich habe ihn nur „Ach du Scheiße" sagen hören! Natürlich war ich neugierig und wollte wissen, was er sich ansah, und er antwortete sofort, dass es sich um einen seltenen Parasiten namens Schistosoma haematobium handelte. Er konnte nicht glauben, dass er Zeuge eines lebenden Exemplars dieses seltenen Parasiten war.

Dieser Parasit tritt am häufigsten im Venenplexus der Blase auf, oder was der Rest von uns als Blasenwand bezeichnet, und ist normalerweise nur in Afrika oder im Nahen Osten zu finden. Sie legen Eier in die Blasenwand, die mehrere Jahre ruhen und wenn sie bereit zum Schlüpfen sind, reizen sie die Blasenwand, wodurch hellrotes Blut im Urin entsteht. Es stellt sich auch heraus, dass Bewegung die Eier an der Blasenwand stören kann, was erklären würde, warum Sandy bei starker Bewegung hellrotes Blut im Urin hatte.

Der Penisdoktor verwies Sandy an einen Arzt für Infektionskrankheiten, der ebenso fasziniert davon war, die lebenden Exemplare zu sehen! Als er dieselben zwei Würmer beobachtete, die Sandy in ihrem Gurkenglas mit sich herumtrug, bestätigte er, dass es sich tatsächlich um einen männlichen und einen weiblichen Wurm handelte, die wahrscheinlich kopulieren und in Sandys Blase eine kleine Familie gründen wollten. Interessanterweise beginnt der Lebenszyklus dieser Würmer im Inneren von Süßwasserschnecken und sie werden von ihnen ins Wasser ausgeschieden. Diese freischwebende Larve schwimmt dann zu einem hinüber und klammert sich an einem fest, um in die Haut einzudringen und ihre Reise in Richtung der Blase zu beginnen. Das Gewässer, welches diese kleinen Biester bewohnen, kann so klein sein wie eine Pfütze, also sei vorsichtig mit Wasser, wenn du verreist.

Meine liebe Nachbarin Sandy schrieb, dass sie das Gefühl hat, die glücklichste Person auf dem Planeten zu sein, weil sie die großzügigsten und klügsten Nachbarn überhaupt hat. (Danke, Sandy!) Sie war dankbar für die Expertin von gegenüber, die ihr in dieser verrückten Gesundheitskrise mit ihrem erworbenen Souvenir geholfen hat! Das Heilmittel wurde verabreicht und der Parasit abgetötet. Der Alltag kehrte wieder bei ihr ein und sie engagierte sich in der Gesundheitspolitik für Kinder mit niedrigem Einkommen in Amerika, um zu versuchen, die Welt zu einem besseren Ort zu machen.

Jetzt kann nur noch ein Urologe das Problem lösen. Erkennst du bereits seinen Wert? Je besser sie ausgebildet sind, desto schneller und präziser können sie die urologischen Probleme lösen. Denk dran, dass alles, was mit deiner Sanitäreinrichtung und allen Dingen, die mit Urin zu tun haben, von einem Facharzt für Urologie behandelt werden muss.

28

SEX MIT DEM PENISDOKTOR

Lieben ist der tiefste Wunsch der Seele

Diese Frage bekomme ich ständig gestellt, auch von meiner neuen Gynäkologin. Sogar sie will wissen, ob es „gut" ist. Woher kommt dieses Interesse am Sex mit dem Penisdoktor? Dies ist schließlich etwas intimes. Nur weil Sexualmedizin eine seiner Subspezialisierungen ist, und ja, sie ist ein echt besonders, ist es mir einfach zu peinlich, jedem, der nachfragt, ein Loblied auf meinen Mann zu singen. Ich nehme an, die Leute wollen wissen, ob er eines der Werkzeuge aus seiner Handwerkskiste zu seinem oder meinem Vorteil nutzt.

Also, hier sind meine Erkenntnisse nach 20 Ehejahren mit diesem Mann. Es ist fast zu peinlich zuzugeben, dass wir genau wie alle anderen sind, wenn es um das Sexualleben geht, wo die Sanitäreinrichtung auch eine große Rolle spielt. Es gibt verschiedene Hilfsmittelchen unterschiedlichster Art, die uns beiden zur Verfügung stehen, um die Qualität unseres Sexuallebens aufrechtzuerhalten. Ich bin sicher, dass sich mit der Zeit und dem Alter alle Dinge für uns beide ändern werden. Aber im Moment genieße ich sicher die Tatsache, dass ich einen Mann geheiratet habe, der unsere beiden Anatomien so gut kennt wie ein Astronaut die Sterne. Das lässt so viel Spielraum zum Erkunden und weckt noch immer Spannung und Sehnsucht nach dem, was vor uns liegt. Den Rest überlasse ich eurer Fantasie und euren Vorlieben.

SCHLUSSWORTE

Offene Türen lassen deine Seele aufsteigen

Wenn man über die eigene urologische Gesundheit nachdenkt, denkt man daran, dass diese Themen manchmal auch die größten Faktoren für Ehe- oder Beziehungsprobleme sind. Die urologischen Grundbedingungen sind sehr real, und sie stehen dem Erreichen einer zufriedenstellenden Lebensqualität und/oder einer Beziehung auf körperlicher, geistiger und emotionaler Ebene im Wege. Ich kann versichern, dass sowohl Männer als auch Frauen ihre urologischen Probleme nicht mit ihrem Ehepartner oder Partner teilen. Es ist ein schwieriges Thema. Ich hoffe, dass die Informationen in diesem Buch euch dazu ermutigen, euren Facharzt für Urologie aufzusuchen, um eure Lebensqualität zurückzugewinnen.

Mit einem Klempner und manchmal mit einem Unternehmer verheiratet zu sein, der Penen und Vaginen reparieren kann, ist viel bereichernder, als ich es mir je hätte erträumen können. Und es ist sicher eine Erfahrung, die mir die Augen geöffnet hat. Früher war ich eine Computertussi in der amerikanischen Wirtschaft. Keiner wusste etwas über mein Leben, und mein Körper war das allerletzte, worüber ich mir Gedanken gemacht habe. Aber mir ist jetzt klar, dass ich keine Ärztin sein muss, um Menschen zu helfen. Ich bin zu einem Vermittler zwischen dem Patienten und dem hochqualifizierten Arzt geworden. Ich habe ein neues Gefühl der Freude entdeckt, da ich in der Lage bin, zuzuhören und mich um Menschen zu kümmern, die leiden und mich um Hilfe oder Rat bitten. Die ganzen fachspezifischen Fragen gebe ich einfach an meinen Penisdoktor-Ehemann, weiter, der es mir ermöglicht hat, freundlich, fürsorglich und mitfühlend zu sein.

Es war mir immer so peinlich zu sagen, dass ich mit einem Urologen verheiratet war, bis ich erfuhr, wie sehr er Menschen bei Dingen hilft, die ich mir nie vorgestellt hätte. Ich fühlte mich sowieso nicht ganz wohl dabei, wenn ich über die Dinge in meinem Höschen redete. Ich war genauso eingeschüchtert wie der Patient. Anstatt mich also zu schämen, versetzte ich mich sofort in all die Menschen, die mich um Hilfe bei ihren urologischen Problemen baten. Ich war bereit, offen und empfänglich für das Leiden anderer Menschen zu sein.

Zu sehen, wie mein Mann für etwas brennt, das mir so unangenehm ist, lässt mich ihn noch mehr lieben. Ich habe jetzt mehr Vertrauen, offen über alle urologischen Themen zu sprechen und weniger Stress, wenn Menschen ihre Probleme mit ihrer Sanitäreinrichtung mit mir teilen. Trotzdem behalte ich bei diesem Thema meinen Sinn für Humor bei, und das ist auch gut so.

Ich habe gelernt, dass das Wissen meines Penisdoktor-Ehemannes über meine eigene und eure Sanitäreinrichtung tatsächlich dem Wohle der Allgemeinheit dienen soll. Ich schätze den Wert des menschlichen Klempners, und da ich immer älter werde, schätze ich sein Wissen und seine Fähigkeiten. Ich weiß, dass ich eines Tages seine Patientin sein werde.

Also, viel Spaß beim Pinkeln und möge dein Harnfluss stetig und stark sein und die Eigenschaft besitzen, auf Kommando anzuhalten.

DANKSAGUNGEN

Zuerst möchte ich Gott für seine göttliche Inspiration danken, die mir hilft, Menschen auf der ganzen Welt zu helfen. Die Hingabe an das Göttliche war das größte Geschenk und die größte Herausforderung. Ich möchte auch meinem wunderbaren Ehemann danken, der mich auf eine Art und Weise inspiriert, die ihm nicht bewusst ist. Seine Unterstützung, sein Wissen und seine außerordentliche Geduld bei meinen unzähligen Fragen ist ein Zeugnis seiner tiefen Liebe zu mir. Danke, ich liebe dich!

Besondere Anerkennung möchte ich meinem Vater zollen, der unzählige Stunden neben mir am Schreibtisch auf dem Stuhl saß, sich meine Kapitel anhörte und mit mir lachte, während wir beide alles über Urologie lernten. Es war eine erstaunliche Reise mit dir, Papa. Du bist die größte Inspiration für mich und so viele andere.

Auf meinen Bruder Ray. Dein aufrichtiger Einblick und dein ehrliches Feedback waren weit mehr, als ich mir je hätte vorstellen können. Du hast mir die Augen geöffnet, sodass ich erkennen konnte, wie es sich für Männer im mittleren Alter anfühlt und ihre Angst, alles zu erfragen, was die Urologie betrifft. Du hast Mut gezeigt, dich an dem Entstehungsprozess dieses Buches zu beteiligen, und ich bin dir für immer dankbar für die unzähligen Stunden und intuitiven Einsichten. Ich liebe dich.

Ich möchte mich auch bei Claudia für ihre Ermutigung und ihre Weisheit bedanken, mir die Idee zu geben, dieses Buch auf Spanisch zu veröffentlichen. Du hast eine Tür geöffnet, die größer ist, als ich sie mir je hätte vorstellen können, un du hast mich dazu inspiriert, meine Botschaft in der ganzen Welt zu verbreiten. Dafür liebe ich dich!

An die vielen Freiberufler, die ihre Gaben und Talente geteilt haben, um dieses Buch zu vervollständigen. Ihr wart alle so freundlich und inspirierend auf dem Weg. Ihr wisst, wer ihr seid, und ich hoffe, dass ihr stolz darauf seid, bei diesem Projekt mitgemacht zu haben. Dankeschön!

Und abschließend, auf meine Kinder, die die lange Arbeit ihrer Mutter an diesem Buch ertragen haben. Eure Liebe und Unterstützung sind der Beweis, dass ich mein Leben auf eine Weise neu erfinden kann, die die Welt auf irgend eine Weise zu einem besseren Ort machen wird, während meine Liebe für euch bedingungslos ist!

QUELLENVERZEICHNIS

https://www.urologyhealth.org/
Urology Care Foundation

https://www.auanet.org
American Urological Association

https://www.smsna.org
Sexual Medicine Society of North America, Inc.

https://www.isswsh.org/
The International Society for the Study of Women's Sexual Health (ISSWSH)

https://www.menopause.org/
The North American Menopause Society (NAMS)

www.ingramcontent.com/pod-product-compliance
Lightning Source LLC
Chambersburg PA
CBHW031442040426
42444CB00007B/931